Microdosing

Niedrig dosierte Psychoaktiva im Alltag

Markus Berger

Microdosing

Niedrig dosierte Psychoaktiva im Alltag

NACHTSCHATTEN VERLAG

Markus Berger

Microdosing – Niedrig dosierte Psychoaktiva im Alltag

Nachtschatten Verlag
Kronengasse 11
CH-4500 Solothurn
www.nachtschatten.ch
info@nachtschatten.ch

Lektorat: Nina Seiler
Korrektorat: Albert Rutz
Layout: Nina Seiler
Umschlaggestaltung: Sven Sannwald

Druck und Herstellung: Druck und Verlag Steinmeier

ISBN: 978-3-03788-553-6
Printed in Germany

Inhalt

»Zurzeit ist Microdosing das heißeste Thema innerhalb der Psychedelik.«

JAMES OROC 2018: 354

Vorwort

Können machtvolle Psychedelika und andere psychotrope Substanzen das Alltagsbewusstsein optimieren? Lassen sich LSD, Psilocybin, DMT und Meskalin nutzen, um den Anforderungen des täglichen Lebens noch besser entsprechen zu können? Und können psychedelische Moleküle auch außerhalb ihres visionären Potenzials tatsächlich der verbesserten Integration des Einzelnen ins gesellschaftliche Miteinander dienen?

Anhänger einer immer populärer werdenden Praxis der Verwendung von Psychoaktiva behaupten das. Microdosing nennen sie diese Anwendung von Substanzen unterhalb der psychotropen Schwelle – die Rede ist also von subperzeptuellen Dosierungen, die das Alltagsbewusstsein und unsere Fähigkeit, individuell und sozial zu funktionieren, nicht beeinträchtigen, sondern in besonderer Weise veredeln sollen. Das passt nicht jedem. Denn immerhin wird hier der Gebrauch gesellschaftlich geächteter – verbotener! – Moleküle propagiert, um sich dem destruktiven Lebensstil der »zivilisierten Welt« noch besser anpassen zu können und gleichzeitig den verblendeten Machthabern noch mehr in die Arme zu spielen. Das genaue Gegenteil, nämlich die Verweigerung gegenüber solchen Tendenzen, war eigentlich stets die Haltung der Gebraucher psychedelischer Katalysatoren – und so sollte es meiner Ansicht nach auch bleiben.

Der Schweizer Psychiater und Psychotherapeut Peter Gasser aus Solothurn, der legal mit LSD an terminal erkrankten Patienten forscht, ist von dieser Vereinnahmung der Psychedelika und Entaktogene für solche gewöhnlichen Zwecke ebenfalls gar nicht angetan und sagt ganz zu Recht: »LSD hat sich immer diesem Optimierungsgedanken verschlossen. Dass es nun auch diesem Dogma unterworfen wird, beunruhigt mich« (Schrader 2016). Trotzdem: Das Phänomen ist nun einmal in der Gesellschaft zum Thema geworden, und wir müssen irgendwie damit umgehen.

Dieses Buch stellt eine initiale kleine Materialsammlung dar, die auf Erfahrungen von Praktikern beruht. Im Rahmen meiner täglichen Arbeit als Drogenforscher und -publizist erreichen mich immer wieder Erfahrungsberichte zu unterschiedlichsten Microdosing-Anwendungen sowie Anfragen aus der psychedelischen Szene und von anderen Menschen, die sich für die Praxis des

Konsums von mikrodosierten Psychoaktiva interessieren. Dabei fällt auf, dass heutzutage längst nicht mehr nur »psychedelische Freaks« mit psychoaktiven Substanzen ihr Leben bereichern, sondern dass darüber hinaus ganz »neue« Gesellschaftsschichten ein gesteigertes Interesse am Thema entwickeln. Manche vermuten, dass die mitunter leistungssteigernde Anwendung von mikrodosierten Drogen den eher exzessiven oder auch den tiefgehenden Umgang mit Psychedelika & Co. ablösen wird – eine Vermutung, die meines Erachtens nicht realistisch ist. Durch Microdosing werden die bislang als »verrucht« wahrgenommenen Stoffe zwar in gewisser Hinsicht gesellschaftskompatibel. Die echte psychonautische Praxis ist davon jedoch nicht behelligt – genauso wenig wie ein Missbrauch der Substanzen.

Obwohl Microdosing in innersten Zirkeln seit Jahrzehnten am Rande praktiziert und erprobt wird, stehen die wissenschaftlichen Erkenntnisse dazu noch ganz am Anfang. Wissenschaftliche Studien, die sich speziell mit dem Thema Microdosing beschäftigen, werden gerade erst forciert, und zurzeit können nur wenige echte Erkenntnisse, die unter Labor- oder Praxisbedingungen gewonnen wurden, abgerufen werden. Das wird sicherlich in einigen Jahren ganz anders aussehen, weil das Interesse an dieser speziellen Disziplin gerade erst so richtig aufkommt.

Bis dahin wollen wir uns anschauen, welche Vorzüge die praktizierenden User mit winzigen Mengen psychoaktiver Substanzen zu erlangen imstande sind oder zu erlangen meinen – und welche Schlüsse sie daraus ziehen. Vom exakt wissenschaftlichen Standpunkt aus lässt sich durchaus anzweifeln, dass man zum Beispiel Migräne, Clusterkopfschmerzen, normale Kopfschmerzen und Menstruationsbeschwerden mit kleinsten Dosierungen von Tryptamin- und Phenethylamin-Psychoaktiva lindern oder aufheben kann. Die Praxis der Gebraucher solcher Drogenanwendungen spricht hingegen eine andere Sprache. Allen Usern, die heilsame Erfahrungswerte sammeln, zu unterstellen, dass sie sich die Verbesserung ihrer Symptome nur einbilden, wäre doch arg ignorant und ganz offensichtlich fern jeder Realität.

Ein Großteil der über die Jahre an mich herangetragenen Mitteilungen und Erfahrungsberichte basiert auf der praktischen Erprobung von mikrodosierten Substanzen aus dem psychedelischen Untergrund, häufig – aber nicht immer – auch ungeplanter Natur, sodass in einer Vielzahl der Fälle keine wirklichen Dosierungsangaben gemacht werden konnten. Stets ging es mehr oder weniger um winzige Minimengen, die kaum sichtbar oder der Rede wert waren. Ich habe versucht, solche Berichte zusammenzufassen, auszuwerten und in die Übersicht dieses Büchleins aufzunehmen, sofern sie glaubhaft, interessant und authentisch erscheinen.

Manches Mal erzählten die Experimentatoren von Versuchen mit Dosierungen, die eher dem Minidosing zuzurechnen sind, beispielsweise wenn es sich um Experimente handelte, in denen mindestens 30 Gamma LSD, 8 bis 10 Milligramm Psilocybin/Psilocin oder ab 100 Milligramm Meskalin eingenommen wurden. Diese Berichte habe ich im vorliegenden Band weitgehend außer Acht gelassen, denn sie bilden in meinen Augen ein eigenständiges Themenfeld, eben das Feld des Minidosings, und das zeitigt gewöhnlich andere Effekte als klassisches Microdosing, dessen Wirkungen sich eher unterhalb der direkt perzeptuellen Schwelle ansiedeln lassen. Ich habe mich für dieses Vorgehen entschieden, weil man schlichtweg irgendwo eine Grenze ziehen muss, um zu gewährleisten, dass der Fokus auf das Thema Microdosing nicht überschritten wird. Die Grenzen zwischen »echten« Microdosing-Effekten (was ist das überhaupt?) und der Induktion einer deutlichen Wahrnehmungsveränderung sind ohnehin fließend. Der Grund dafür liegt vor allem in einem der Probleme bei der Abgrenzung von echtem Microdosing gegenüber Minidosing: der individuellen Empfänglichkeit der Probanden und der darauf basierenden differenten Schwellendosen psychoaktiver Substanzen. So mancher User erlebt beispielsweise mit nur 50 Mikrogramm LSD bereits erste visionäre Bewusstseinsveränderungen; auch Albert Hofmann befand diese eher niedrige Dosis als praktikable Menge für eine LSD-Erfahrung. So bemerkte er nach seinem ersten bewusst durchgeführten Selbstversuch mit 250 Mikrogramm, dass dies bereits die fünffache Dosis und sogar eine Überdosierung sei. Auch später verwendete Albert Hofmann für LSD-Sitzungen des Öfteren Dosierungen von 50 Gamma.

Auf der Grundlage meiner Korrespondenz mit Lesern und Zuschauern zum Thema Microdosing hatte ich noch eine Hürde zu nehmen, die sich auf das zuvor besprochene Problem bezieht: Wenn es sich zum Beispiel um Microdosing-Experimente mit Psilocybin handelt, verfügen die meisten User natürlich nicht über die Reinsubstanzen Psilocybin oder Psilocin, sondern lediglich über getrocknete Fruchtkörper unterschiedlicher Pilzarten. Von denen verwendeten die Probanden entweder abgewogene

Portionen oder nur zweifelhaft quantifizierte Mengen wie etwa »ein winziges Stengelstück« oder »ein kleines Stückchen vom Hut in der Größe eines halben Fingernagels«. Das sind Angaben, die zwar mutmaßlich in den Bereich des Microdosings fallen, mit denen man im Zweifel jedoch nicht viel anfangen kann, denn es bleibt vollkommen unklar, welche tatsächlichen Dosierungen des Wirkstoffs in den spezifischen Fällen zur Anwendung kamen. Deshalb habe ich nur Erfahrungsberichte von Korrespondenten verwerten können, die erstens offenkundig erfahren im Umgang mit psychotropen Stoffen waren und zweitens explizit angaben, während der Microdosing-Phase keine psychoaktiven Wirkungen mit der präferierten Substanz provoziert zu haben (abgesehen von Trial-and-Error-Versuchen in der Phase der Dosisfindung).

Nicht zuletzt basiert dieses Buch auch auf meinen eigenen Erfahrungen, die ich im Lauf der Jahrzehnte im Umgang mit psychoaktiven Substanzen aller Art sammeln durfte, und zudem auf zahlreichen Erfahrungen einer großen Zahl von Personen aus meinem direkten Umfeld. Die Berichte von Rezipienten meiner Bücher und anderen Medien über deren Erfahrungen vervollständigen die Palette der gewonnenen Erkenntnisse.

Für Leser mit exaktwissenschaftlichem Anspruch mag dies nicht ausreichend erscheinen, um sich ein abschließendes Urteil zu bilden. Dies ist aber auch gar nicht Sinn und Zweck der vorliegenden Abhandlung. Sie soll vielmehr zusammenfassen, was an Erfahrungen in der Bewegung gesammelt wurde und wird und welche potenziellen Möglichkeiten sich mit Microdosing von psychoaktiven Substanzen noch eröffnen können. Dem Wissenschaftler und Forscher bietet das Buch diverse Ansatzpunkte, sich in Teilgebiete der Materie zu vertiefen und eigene Arbeiten anzustoßen. Torsten Passie hat in seinem Beitrag ab Seite 83 überdies eine konzise Übersicht über die wissenschaftlichen Arbeiten zum Microdosing mit LSD zusammengetragen. Er hat zu diesem Thema ein hervorragendes Buch auf Englisch veröffentlicht (siehe u.a. Bibliografie am Ende des Buchs), dessen Inhalt er dankenswerterweise hier partiell auf Deutsch zusammenfasst.

Ich erhebe mit dieser Materialsammlung keinen Anspruch auf Vollständigkeit (was bei der Fülle an Internetbeiträgen, die annähernd täglich neu zum Thema erscheinen, auch ein langwieriges Unterfangen wäre), sondern möchte einen Einblick in ein Themenfeld gewähren, das auf der einen Seite zwar nicht besonders häufig, aber dafür schon recht lange innerhalb der psychedelischen Bewegung praktiziert wird, andererseits aber gerade in den letzten paar Jahren an Aufwind gewinnt und immer populärer wird.

Das heißt im Klartext: Ich habe darauf verzichtet, das gesamte in jüngster Zeit publizierte Material zu rezipieren, auszuwerten und in diese Abhandlung aufzunehmen. Vieles, das zum Thema ans Licht der Öffentlichkeit gelangt, befindet sich noch im Stadium experimenteller Versuche und häufig wird in Sachen Microdosing eher spekuliert, als dass Wissen aus belastbaren Quellen herangezogen werden kann. Die Praxis des Microdosings ist auf dem weiten Feld der Psychoaktiva-Kunde ein noch weitgehend unbearbeiteter Abschnitt und hält für Forscher (ob akademisch oder privat) sicherlich so manche Überraschung bereit, die ihrer Entdeckung harrt. Langweilig wird es uns also so schnell nicht werden.

Markus Berger, März 2019

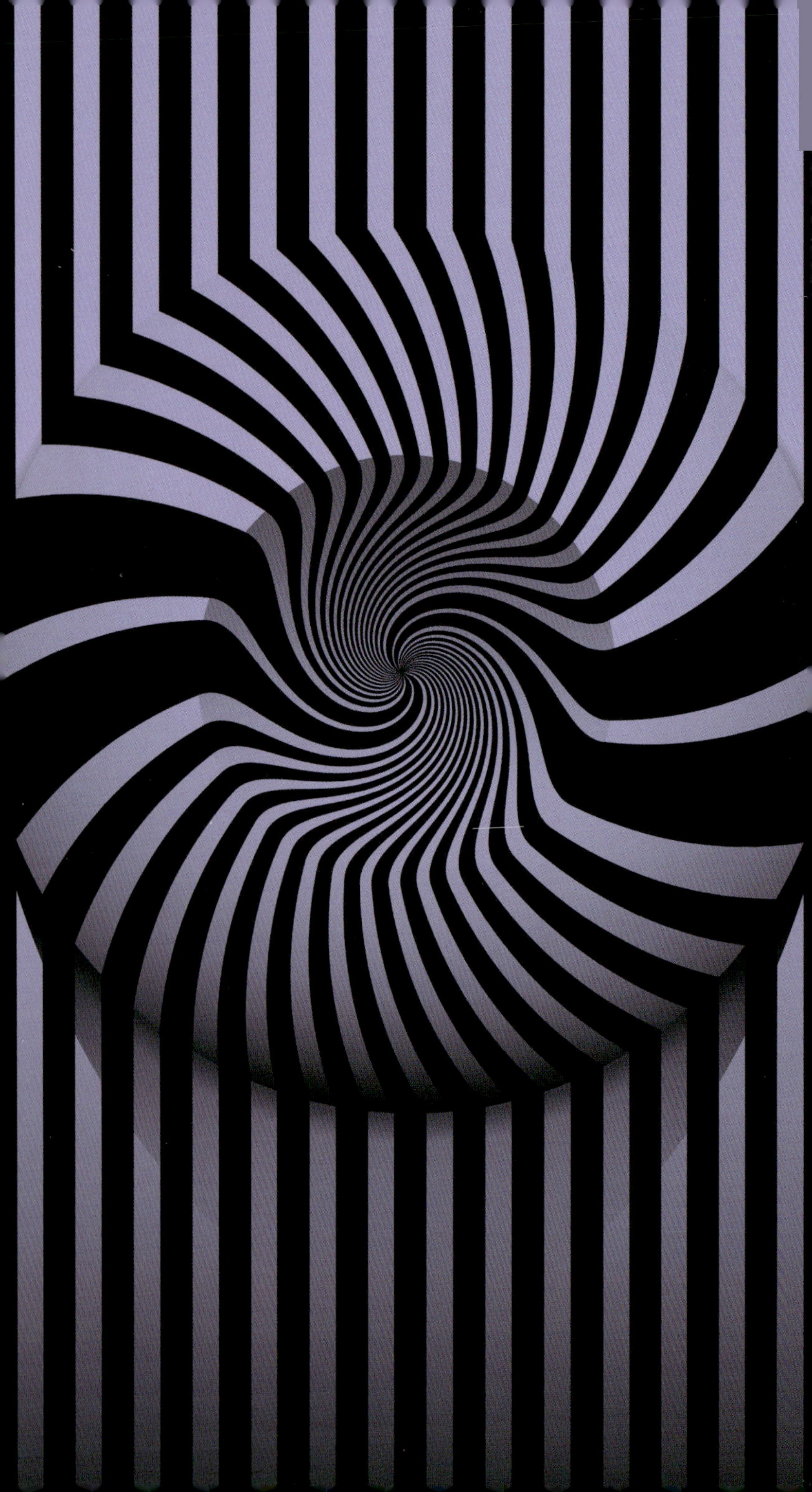

TEIL 1
Einführung ins Microdosing

> Die Praxis des Microdosings – die Einnahme von winzigen, unterhalb der regulären Wahrnehmungsgrenze liegenden Dosierungen LSD als mentales Tonikum – ist der letzte Schrei in der Tech-Gemeinde.
>
> MICHAEL POLLAN 2018: 175

Was ist Microdosing?

Allerorten ist von Microdosing die Rede. Man hört das Schlagwort im Gespräch zwischen Freunden psychoaktiver Substanzen, liest in Fachzeitschriften für Drogenkunde davon, inzwischen findet man aber auch in renommierten Mainstream-Magazinen Abhandlungen über diese Modeerscheinung, über die wir noch so wenig wissen, weil sie in der öffentlichen Wahrnehmung noch so jung ist (obwohl die Praxis, winzige Mengen Psychedelika zu nehmen, seit vielen Jahrzehnten punktuell erprobt ist).

Microdosing, zu Deutsch: Mikrodosierung, ist eine Form der Einnahme kleinster oder geringer Mengen psychoaktiver Moleküle, die zurzeit immer mehr im Trend liegt. Zahlreiche Psychonauten, aber auch nicht drogenaffine »ganz normale« Leute beschäftigen sich mit Microdosing, also dem zielorientierten Konsum von minimalen Dosierungen psychoaktiver Substanzen, deren pharmakologische Effekte und Wirkungen häufig nichts mit den klassischen Wirkweisen der verwendeten Substanzen zu tun haben.

Wieso aber praktizieren immer mehr Menschen diese mikrodosierte Applikation von Psychedelika? Die Antwort ist einfach: Weil sie nach Einschätzung der User zahlreiche Vorteile bietet, die auch und gerade im Alltag von großem Nutzen sein können, wie zum Beispiel die Verbesserung der Konzentrationsfähigkeit und Wahrnehmung, antidepressive Effekte, Leistungssteigerung im Sport, auch Doping und so weiter. Diese Vorzüge werden jedenfalls von Anwendern regelmäßig beschrieben – in vielen Fällen kann aktuell allerdings niemand belegen, dass es sich bei den wahrgenommenen Veränderungen nicht um Placebo-Effekte handelt. Diesen Punkt werden wir im Verlauf des Buchs noch behandeln.

Bezeichnungen

Microdosing	Neuerer englischer Begriff für Anwendung von Mikrodosierungen von Drogen
Micro-Dosing	Andere Schreibweise des Begriffs
Sub-Dosing (sub-dose, sub-dosing)	Alternative zu Microdosing
Low-Dosing (low-dose, low-dosing)	Alternative zu Microdosing, kann aber auch Minidosing bezeichnen
Tener	Englischer Jargon für Mikrodosis, abgeleitet von 10 = *ten* (»Zehner«) für $^1/_{10}$ (ein Zehntel) einer Substanz-Dosis als durchschnittliche Microdosing-Menge.
Chipping	Angeblich US-amerikanischer Szeneslang für Microdosing

Das Zauberwort im Zusammenhang mit Microdosing heißt Optimierung oder Leistungssteigerung. Nicht ohne Grund wird das Mikrodosieren von Psychedelika in Büchern und Artikeln immer wieder mit den Tech-Nerds des Silicon Valley (in der südlichen San Francisco Bay Area) in Verbindung gebracht. Die dort ansässigen Macher und Visionäre verwenden Psychedelika ohnehin fürs Hirndoping und als Inspiratoren; auch die Anwendung von Mikrodosen psychoaktiver Drogen gehört zum Alltag des Silicon Valley. Es existieren darüber hinaus »inoffizielle Berichte von erfahrenen Leistungssportlern, die Mikrodosen [LSD] beim Klettern, Skifahren, Fallschirmspringen oder Tauchen einnehmen. Dies könnte ein Gebiet sein, das in naher Zukunft weitere Anwendungen finden wird« (Metzner 2017: 81).

Das Microdosing mit LSD hat niemand Geringeres als der Entdecker des Acid selbst schon praktiziert. Der Naturstoffchemiker Albert Hofmann aus der Schweiz hat nach Aussage von diversen Zeitgenossen öfters mikrodosiertes LSD eingenommen, um, wie er sagte, besser denken zu können. Mike Jay, ein US-amerikanischer Historiker, veröffentlichte 2018 Informationen über gering dosierte LSD-Versuche von Albert Hofmann, die er im persönlichen Archiv des Schweizer Chemikers entdeckt hatte. »Das Archiv enthält unbekannte Berichte über eine Reihe von Trips, die Hofmann zwischen 1943 und 1946 unternommen hat, über die er aber später nie geschrieben hatte« (Jay 2018). In den Unterlagen fand Jay die Reports von gering dosierten LSD-Experimenten, so zum Beispiel einen Erfahrungsbericht aus der Zeit, in der Hofmann seinen Wehrdienst ableistete und einmal 20 Mikrogramm Acid in der Kaserne genommen hatte. Unter der Dosierung zog er

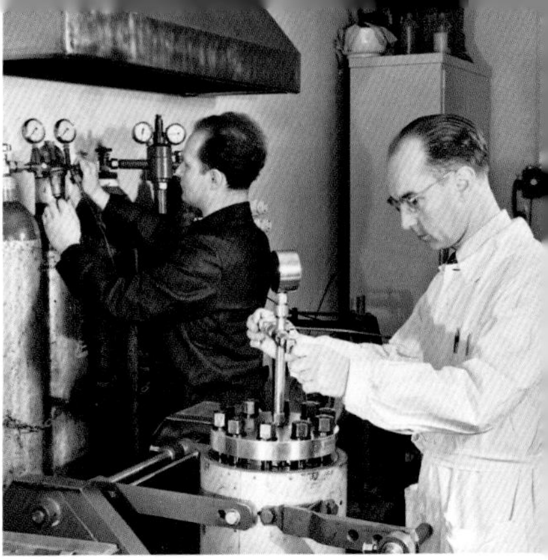
Albert Hofmann im Labor (1945)

sich fast vollständig in sich selbst zurück, war »in meine eigenen Gedanken« versunken und ging ins Bett mit »warmen, behaglichen Gefühlen« und bunten Bildern hinter den geschlossenen Lidern. Ein später durchgeführter Versuch mit derselben Dosis verlief hingegen mit »verstörenden Träumen« von einer »verrückten verstümmelten Frau mit abgeschnittenen Armen und ausgebrannten Augen«.

Mit einer LSD-Dosis von 30 Mikrogramm spürte Albert Hofmann eine »leichte Benommenheit, Schüttelfrost, Übelkeit, einen schwachen metallischen Geschmack im Mund« und eine »Stimulation im Genitalbereich« sowie »verstörende, unheimliche Phantasmen« und »teils sinnliche Visionen«. Bei einem anderen Versuch mit 30 Gamma LSD im Jahr 1946 war Hofmann »beeindruckt von den schönen Farben der Tischplatte ... den wunderbar warmen Tönen, die von orange über blutrot bis violett wechselten« und hatte »großen Spaß mit Rorschach-Bildern« (ebd.).

Microdosing mit Psychedelika wurde bereits seit den 40er Jahren ausprobiert, meist im Rahmen wissenschaftlicher Untersuchungen von bewusstseinsverändernden Stoffen (bei denen mikrodosierte Moleküle beispielsweise als »aktive Placebos« im Vergleich zu normal dosierten Substanzen eingesetzt wurden); flächendeckend etabliert hat es sich dabei offensichtlich jedoch nicht.

Erst Ende der 90er, Anfang der 2000er Jahre (mit der Welle von Patienten, die das Microdosing zur Behandlung von Migräne und Clusterkopfschmerz entdeckten) und vor allem in den 2010er Jahren kam die Praxis der mikrodosierten Anwendung von LSD und anderen Psychoaktiva in der Szene vermehrt auf, insbesondere durch die Arbeit des US-amerikanischen Psychologen, Psychedelika-Forschers, Autors und Microdosing-Pioniers James Fadiman, der 2011 sein beeindruckendes Werk *The Psychedelics Explorer's Guide* (Park Street Press) herausgab und darin über sub-psychoaktive Dosierungen von Psychedelika berichtete (im Kapitel »Can Sub-Perceptual Doses of Psychedelics Improve Normal Functioning?«).

Seitdem haben sich zahlreiche Eingeweihte an Versuche mit Minimaldosierungen von LSD und anderen Psychedelika oder

Psychoaktiva gewagt und zum Teil Positives berichtet. Nachdem Fadiman 2015 in einem US-Podcast des Autors und Unternehmers Tim Ferriss erstmals öffentlich über mikrodosierte Psychedelika gesprochen hatte, vervielfachte sich in den Vereinigten Staaten das Interesse an der Konsumform schlagartig.

»Mikrodosierung ist ein Konzept, über das in der Pharmakologie seit über einem Jahrzehnt gesprochen wird. Es wurde die Auffassung vertreten, dass Vorstudien der Phase I mit sehr niedrigen und damit ungiftigen sowie unterhalb des Schwellenwerts für die pharmakologische Aktivität liegenden Dosierungen am Menschen durchgeführt werden könnten, um Wirkstoffkandidaten in einem frühen Entwicklungsstadium zu testen und damit Kosten, Zeit und Aufwand zu sparen.« (PASSIE 2019)

Definition & Dosierung

»There is no peak and no comedown ...«

VIRGINA HAZE ET K. MANDRAKE, 2016: 332

Microdosing ist nicht gleich Microdosing. Es gibt zwar die Faustformel für mikrodosiertes LSD und andere Psychedelika, jeweils 10 (bis 20) Prozent der psychoaktiv wirksamen Menge zu verwenden. Jeder muss aber dennoch – wie bei psychoaktiven Substanzen üblich – seine individuelle Dosis finden. Wenn eine Person bereits mit 5 Mikrogramm LSD erreicht, was sie sich wünscht, muss eine andere eventuell schon bis zu 20 Mikrogramm einnehmen, um die erwünschten Effekte herbeizuführen. Schon wenige Gamma mehr können, je nach Empfänglichkeit des Gebrauchers, die Wirkung potenzieren und einen psychoaktiven Schleier aufs Bewusstsein legen. Dann ist eine Alltagstauglichkeit eventuell nicht mehr gegeben – und das Ziel des Microdosings vereitelt.

In diesem Buch sollen nur wirkliche Mikrodosierungen von Psychoaktiva besprochen werden, da das Feld des Minidosings ein weites Spektrum aufweist und bereits in Richtung der veränderten Bewusstseinszustände geht. Zwar können die durch Microdosing herbeigeführten Vorzüge auch als wahrnehmungs- oder bewusstseinsverändernd bezeichnet werden, jedoch auf einer anderen Ebene, nämlich auf einer Ebene der Optimierung des gewöhnlichen Alltagsbewusstseins.

Durchschnittsmenge für das Microdosing Viele Microdoser bevorzugen – wenn wir in diesem Falle LSD, Psilocybin oder Meskalin als Referenzsubstanzen nehmen – 5 bis 10 beziehungsweise 15 bis 20 Prozent der visionären Menge als durchschnittliche Dosis, zum Beispiel 10 bis 15 Mikrogramm LSD. Jeder Anwender muss aber seine individuelle Dosis für die bevorzugte Substanz selbst herausfinden.

Im Allgemeinen ist die Angabe einer Faustregel von 10 bis 20 (oder Fadiman folgend 10 bis 16) Prozent einer Substanz eine eher ungenaue Definition. Wenn eine Person beispielsweise durchschnittlich 500 Gamma für eine vollwertige LSD-Erfahrung wählt, weil sie meint, dass dies ihre individuelle entheogene Schwelle darstellte, so würde eine entsprechende Mikrodosierung nach der Faustformel »10 bis 20 Prozent« 50 bis 100 Gamma entsprechen. Das kann dann aber beileibe kein Microdosing mehr sein, da ab etwa 50 Gamma die psychoaktiven Effekte des LSD bei den meisten Anwendern bereits deutlich einsetzen. Diverse Kollegen (zum Beispiel Daniel Trachsel und Alexander Shulgin) sehen für LSD eine ED-50 von 50 bzw. 60 Mikrogramm und eine DD-50 von 200 Mikrogramm. Ethnopharmakologe Jonathan Ott geht (wie gewohnt) weiter und veranschlagt die Werte auf 50 bis 500 Gamma (Metzner 2018: 80).

ED-50 versus DD-50 (Effektive Dosis vs. Dysphorische Dosis)

Die ED-50 bezeichnet die Schwellendosis eines Stoffes, bei der 50 Prozent der Probanden initiale, aber deutliche psychoaktive Wirkungen einer Substanz verspüren. Die DD-50 hingegen markiert laut Ralph Metzner die Dosierung, bei der 50 Prozent der Anwender dissoziative oder dysphorische Effekte erleben, also schlichtweg zuviel des Guten abbekommen haben.

In der nachfolgenden Übersicht ist festgehalten, welche Dosierungen James Fadiman für die einzelnen Substanzen empfiehlt.

Mikrodosierungen von Psychedelika (nach Fadiman)

Substanz	Dosierung
LSD	8 bis 10 Mikrogramm
1P-LSD	10 bis 15 Mikrogramm
Psilocybin	0,5 bis 2 Milligramm
Pilze (diverse Arten)	0,2 bis 0,5 Gramm (trocken), etwa 7 Gramm (frisch), 1 bis 2 Gramm Sklerotien (»Trüffel«)
Ibogain	4 bis 6 Milligramm

Die Angaben für die Pilzarten sind allerdings eher «schwammig», weil die *Psilocybe*-Spezies doch recht unterschiedliche Wirkstoffkonzentrationen aufweisen; man vergleiche nur beispielsweise den potenten *Psilocybe azurescens* mit dem vergleichsweise eher wirkstoffarmen *Psilocybe cubensis.* Zudem unterliegen frische wie getrocknete Fruchtkörper der Pilze (auch abhängig von der Lagerung etc.) zuweilen enormen Wirkstoffschwankungen, weshalb hier nur wiederholt werden kann, wie wichtig es ist, eine individuelle Dosis zu ermitteln. Zu ergänzen ist noch die Dosierung von Meskalin, das einigen Kopfschmerzpatienten, besonders denen mit Migräne, in einer Menge zwischen 10 (!) und 60 Milligramm hilfreiche Dienste erweisen kann.

Wie sehr auch innerhalb der psychedelischen Gemeinde die Ansichten zur perfekten Mikrodosis schwanken können, belegt ein Zitat von Ralph Metzner: »Eine interessante Form der Anwendung, die in den letzten 10 bis 15 Jahren aufgekommen ist, ist der Einsatz von Mikro-Dosierungen des LSD im Bereich von 50 µg oder weniger (40, 30, 20)« (METZNER 2017: 81). Wie oben bereits besprochen, dürfte für die allermeisten User mit 50 Gamma die Schwelle des Microdosings bereits lange überschritten sein. Zum Vergleich: Albert Hofmann hatte in *LSD – Mein Sorgenkind* postuliert, dass 25 Mikrogramm LSD für ihn »einer noch deutlich wirksamen LSD-Dosis« entsprächen (HOFMANN 1993: 42). Wenn überhaupt, wäre für LSD-Dosierungen zwischen 20 und 40 Gamma eine Klassifikation als »Minidosing« (siehe Kasten) eher angebracht. Ab 50 bis 60 Mikrogramm erleben viele Anwender bereits eindeutige psychoaktive Effekte. Ich selbst bin der Ansicht, dass in dem Augenblick, da die Einnahme einer Substanz deutlich spürbare psychotrope Effekte bewirkt, schon kein Microdosing mehr vorliegt. Die Definition ist hier aber durchaus individuell.

Torsten Passie gibt in seinem englischen Microdosing-Buch (PASSIE 2019) die Definition wieder, wie sie sich in der Fachliteratur etabliert hat:

1. Niedrige Dosis eines Psychedelikums mit einigen nachweisbaren Effekten (zum Beispiel 25–50 µg LSD)
2. Niedrige Dosis ohne nachweisbare Wirkung (zum Beispiel 10–20 µg LSD)

Im ersten Fall handelt es sich, wie oben ausgeführt, nicht mehr um klassisches Microdosing, sondern bereits um Formen des Minidosings. Im zweiten Fall handelt es sich um klassisches Microdosing, jedoch können verschiedene Experimentatoren bei manchen Mikrodosierungen durchaus gewisse Wirkungen feststellen, und seien es nur die angestrebten Optimierungen des Alltagsbewusstseins: Die zweite Definition »entspricht dem, was Fadimans erste Probanden ihm über die Mikrodosierung erzählten. In diesem Dosisbereich ist es wissenschaftlich erwiesen, dass normale Probanden keine erkennbaren Effekte wahrnehmen [...]. Es gibt jedoch Berichte, nach denen einige Probanden in der Lage sein könnten, eine Wirkung zu verspüren [...], doch dies muss in einer placebokontrollierten Studie nachgewiesen werden. Wenn es um objektivere physiologische Messungen geht, haben Greiner et al. (1958) gezeigt, dass mit 7–10 mcg LSD keine subjektiven Effekte festgestellt werden, sondern lediglich Veränderungen der Pupillengröße und eine Veränderung der galvanischen Hautreaktion des menschlichen Organismus« (Passie 2019).

Mini- und Mididosing

Im Unterschied zu Microdosing-Anwendungen verwenden vor allem erfahrenere Psychedeliker häufig **kleine bis mittlere Dosierungen psychoaktiver Substanzen** – nicht etwa, um das Alltagsbewusstsein zu optimieren, sondern durchaus für psychonautische Sitzungen oder Aktivitäten. So fällt vielen Anwendern interessanterweise auf, dass sie offenbar mit zunehmendem Alter immer weniger Substanz benötigen, um gleiche oder ähnliche Effekte herbeizuführen wie früher bei einer höheren Dosierung. So genügt manchen Usern bereits die Hälfte der gewohnten Dosis einer Substanz (das können Phenethylamine, Tryptamine, aber auch alle anderen Stoffe sein), um die gewünschten Wirkungen zu induzieren.

Zuweilen werden auch Mini- oder Midiportionen verwendet, um sich nur ein wenig zu psychedelisieren, zum Beispiel beim Musikhören oder -machen, beim Malen, Lesen, Schreiben oder beim Liebesakt sowie im Mischkonsum mit anderen Substanzen.

Aber Vorsicht: Manche klagen bei Einnahme von etwa der Hälfte einer visionären Dosis Psychedelika auch über unschöne Episoden mit dysphorischen Reaktionen, Unruhe usw., zum Beispiel über ein »Steckenbleiben im psychedelischen Geburtskanal«, wie es der Ethnopharmakologe Christian Rätsch einmal so schön formulierte (persönliche Mitteilung).

Falls es doch einmal so weit kommt, hat der psychedelische Pionier Myron Stolaroff (1920–2013) einen Tipp, damit umzugehen: »Wenn du unbequeme Erfahrungen mit niedrig dosierten Psychedelika hast, dann akzeptiere sie einfach, konzentriere dich auf sie, atme durch sie hindurch, und wenn du ihnen deine Aufmerksamkeit schenkst und bei ihnen bleibst, werden sie sich von selbst auflösen« (Stolaroff 1997).

Kurze Geschichte des Microdosings

> »Die allgemeine Akzeptanz von 20 µg LSD als Schwellendosis wurde [...] bestätigt. Allerdings zeigten sich auch Effekte bei noch niedrigeren Dosen.«
>
> GREINER et al. 1958

Die Geschichte des Microdosings ist in weiten Teilen den wissenschaftlichen Untersuchungen psychedelischer Drogen zu verdanken. Sucht man jedoch in älterer Literatur, so wird man den Begriff Microdosing nicht finden. Eine Durchsicht der zahlreichen Bücher und Artikel auf diesem Gebiet ist deshalb unvermeidbar, wenn man die frühesten Versuche mit minimalen Mengen psychoaktiver Substanzen dokumentieren möchte. Diese Arbeit, bezogen vor allem auf LSD, aber auch mit Seitenblicken auf Psilocybin und Meskalin, hat sich Torsten Passie gemacht und in seinem Buch *The Science of Microdosing Psychedelics* (2019) verdichtet. Er hat aufgedeckt, dass frühe Mikrodosierungen von LSD primär im Rahmen von Forschungen stattfanden, die sich mit der geringsten feststellbaren oder spürbaren Menge des Mutterkornalkaloids befassten oder die Toleranzbildung des Moleküls untersuchten. Zudem kamen LSD-Minidosierungen auch bei doppelblinden placebokontrollierten Studien als aktive Placebos zum Einsatz.

Manche Forscher, wie zum Beispiel James Fadiman, wollen die Anfänge des Microdosings den indigenen Ethnien zuschreiben. Schamanische Kulturen verwenden seit Jahrhunderten, wenn nicht seit Jahrtausenden, vielfach psychedelische beziehungsweise psychoaktive Pflanzen und Zubereitungen, und das für die verschiedensten Zwecke: nicht nur, um visionäre Zustände zu erzeugen, sondern auch, um besser sehen zu können, eine gesteigerte Aufmerksamkeit zu erlangen, Müdigkeit zu vertreiben oder herbeizuführen, schlechter Stimmung entgegenzuwirken – alles Anwendungszwecke, die auch moderne Microdoser verfolgen. James Fadiman hatte in seinem Buch *The Psychedelic Explorer's Guide* deshalb vermutet, dass die Praxis des mikrodosierten Entheogene-Konsums bereits seit Hunderten von Jahren von indigenen Ethnien und deren Schamanen betrieben worden sei:

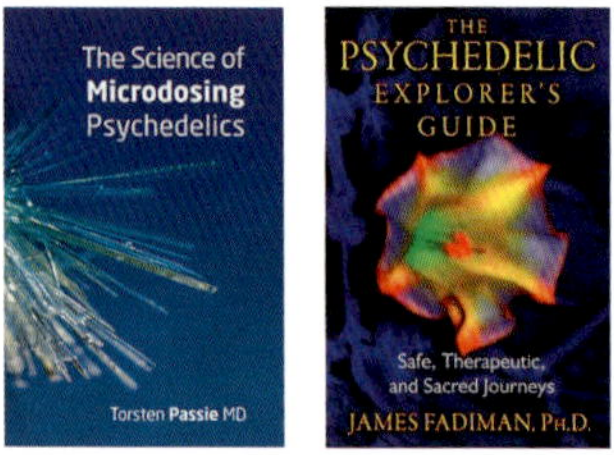

Bücher von James Fadiman und Torsten Passie

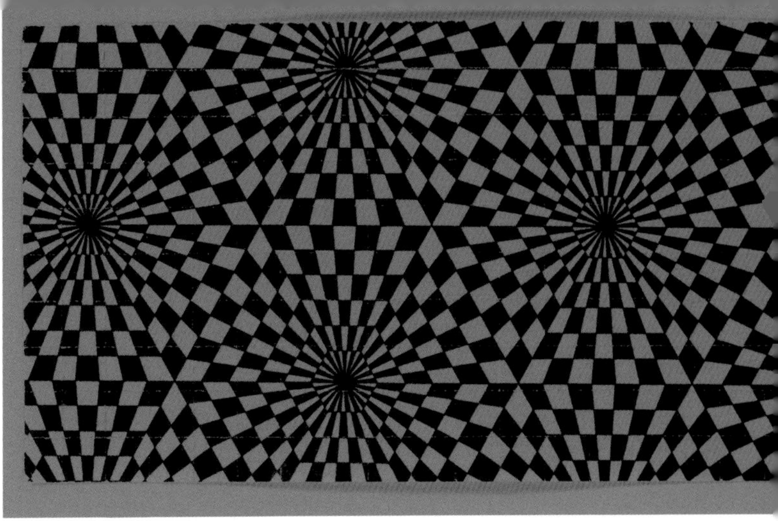

»Indigene Kulturen kennen und verwenden seit Jahrhunderten subperzeptuelle Dosen verschiedener Psychedelika. Bis vor kurzem wurde dies übersehen. Nachdem ich über ein Jahr lang an der Erforschung subperzeptueller Dosen beteiligt war, schämte ich mich für meine eigene kulturelle Voreingenommenheit, als ich feststellte, dass ich das Offensichtliche ignoriert hatte, nämlich, dass indigene Heiler oder Schamanen, die mit ihren eigenen psychedelischen Pflanzen arbeiten, jede Dosisstufe systematisch und vollständig untersucht haben« (FADIMAN 2011: 198).

Dies ist – bis auf den indigenen Gebrauch geringer Mengen von Ayahuasca, Ololiuqui oder psychoaktiven Kakteen – in meinen Augen allerdings nur Spekulation, und auch Fadiman begnügt sich mit diesem Satz, ohne Belege dafür anzuführen.

Die frühesten Forschungsarbeiten mit mikrodosiertem LSD begannen 1947 mit den ersten LSD-Studien des Sandoz-Mitarbeiters Arthur Stoll, in denen der Schweizer Biochemiker untersuchte, ab welcher Dosis erste Wirkungen zu erwarten waren. Während er 20 Mikrogramm für nicht feststellbar erklärte, zeigten sich mit 30 Mikrogramm erste leichte Effekte (STOLL 1947).

Der Hamburger Psychotherapeut Walter Frederking, einer der frühen Vorreiter der Psychedelika-gestützten Psychotherapie in Deutschland, hatte in den 50er Jahren mit LSD-Dosierungen zwischen 20 und 60 Mikrogramm gearbeitet. Ein Patient, der unter Darmkrämpfen litt, sei zum Beispiel mit einer einzigen Dosis von 25 Gamma LSD von seinem Leiden geheilt worden. Walter Frederking hatte darüber hinaus festgestellt, dass seine Patienten unter dem Einsatz von minimalen LSD-Dosierungen schneller mit ihrer Therapie vorankamen (PASSIE 2019). Frederking bemerkt dazu:

Bei »LSD in kleinen Dosen (...) werden erheblich mehr körperliche Veränderungen verspürt als bei Meskalin. (...) Insbesondere wirkt das LSD zuweilen nachhaltig krampf- und spannungslösend. Ein Patient zum Beispiel, der seit Monaten an spastischen Darmbeschwerden litt, wurde durch eine einzige LSD-Dosis von 25 µg auf die Dauer hiervon frei. Eine entsprechende Wirkung bei einer 45-jährigen Patientin dauerte hingegen nur kurz. Bei 50 µg LSD war sie ganz leicht animiert und verspürte eine Weile eine Unruhe im Leib, die aber erst sieben Stunden nach Rauschbeginn heftig wurde. In den darauf folgenden Tagen war der Stuhlgang, der 20 Jahre lang Schwierigkeiten gemacht hatte, ganz in Ordnung, nach einer Woche aber nur mehr halb gegenüber der Zeit vor der Rauschbehandlung gebessert. Mit Hilfe weiterer Entspannungen blieben die Störungen etwa in diesem Umfang auf die Dauer bestehen, wobei noch einmal mit LSD nachgeholfen wurde. Ähnlich ließen sich Beklemmungen, allgemeine Verkrampfungen, Gehemmtheiten durch ein- oder mehrmalige Dosen LSD (20–50 µg), die gelegentlich dem Patienten unbedenklich mit nach Hause gegeben werden konnten, auf eine kurze Anzahl Tage deutlich vermindern» (Frederking 1953/54).

Theodore Greiner, Neil R. Burch und Robert Edelberg untersuchten 1958 die Psychopathologie und Psychophysiologie minimaler LSD-Dosen, wobei sich bereits bei 7 Mikrogramm galvanische Hautreaktionen (Veränderungen des Hautleitwerts) zeigten, bei 10 Mikrogramm Veränderungen der Pupillengröße eintraten und oberhalb 20 Mikrogramm spürbare Effekte wahrnehmbar waren:

»Im Allgemeinen waren bei Dosen unter 20 µg keine physiologischen Veränderungen festzustellen. Eine Ausnahme bildete die unspezifische Komponente der galvanischen Hautreaktion (GSR), die nach 7 µg aktiviert wurde. (...) Nach 20 µg gab es in der zweiten und dritten Stunde Abweichungen vom Normalzustand in Körperbild, Denken und Emotion. Im Gegensatz dazu haben die Probanden nach 7 µg Abweichungen von ihrem Normalzustand den ganzen Tag über nicht bemerkt« (Greiner et al. 1958, Passie 2019).

Torsten Passie berichtet in seinem englischen Microdosing-Buch über den Fund eines Briefs von seinem ehemaligen Lehrer, dem Göttinger Bewusstseinsforscher und Pionier der psycholytischen Therapie Hanscarl Leuner, aus dem Jahr 1959; es ging darin um den Einsatz von Psilocybin in der Psychotherapie. Zwei Mitarbeiter der deutschen Dependance der Sandoz AG berichten in dem Brief über die Verabreichung von 3 Milligramm Psilocybin parenteral (unter Umgehung des Magen-Darm-Trakts) bzw. 6 Milligramm oral – die Applikation dieser Dosierungen führte bei den Probanden zu »euphorischer Gleichgültigkeit / Unbekümmertheit« sowie zu Entspannung und Sorgenfreiheit. »Die Dosierungen [Psilocybin] bewegten sich zwischen zweimal täglich 0,5 mg bis zu dreimal täglich zwei Milligramm« (PASSIE 2019).

Weitere Pionierarbeit auf dem Gebiet des Microdosings kam von Bernard Copley, der sich in den 50er Jahren mit indigenen Peyoteritualen beschäftigte und Anfang der 60er Versuche mit Meskalin-Mikrodosen veranstaltete. Im Rahmen einer Reihe von Experimenten mit gering dosierten Psychedelika befand er Meskalin als das geeignetste von allen, weshalb er für 60 Tage jeden Morgen 50 Milligramm des Kaktusalkaloids zu sich nahm. Das Ergebnis: eine Steigerung des Wohlbefindens bei ausbleibender Toleranz, siehe dazu auch Seite 56 f. (COPLEY 1962, PASSIE 2019).

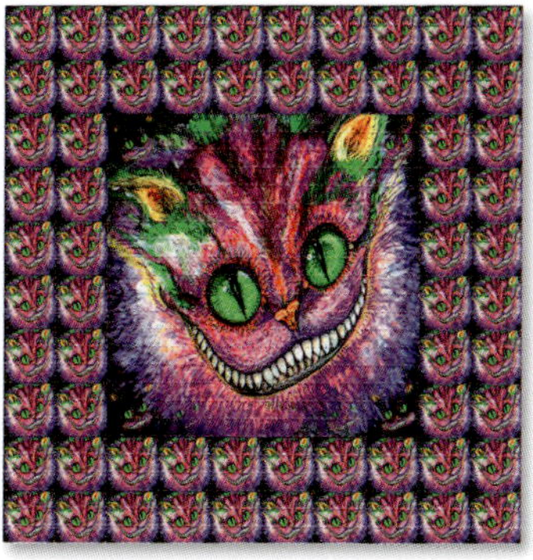

Blotter-Bogen

Hanscarl Leuner hatte in seinem Buch *Die experimentelle Psychose* ebenfalls über Versuche mit Mikrodosierungen berichtet, so über »LSD zwischen 10 und 730 Gamma pro Versuch, die durchschnittliche Einzeldosis lag zwischen 17 und 500 Gamma« (LEUNER 1962: 73) und über Dosierungen von 2 bis 10 Milligramm Psilocybin. In beiden Fällen ist für uns in diesem Rahmen nur relevant, dass Leuner auch mit den typischen Mikrodosen psychedelischer Moleküle gearbeitet hatte. Hinsichtlich der affektiv-emotionalen Reagibilität, die ausschlaggebend für die Dosisfindung ist (»Wir beobachten, dass für die individuelle Dosierung ein in der Psychopathologie bisher nicht definierter Faktor, den man als ‚emotional-affektive Reagibilität' bezeichnen könnte, den größten Ausschlag gibt«, LEUNER 1962: 43), folgert Leuner bezogen auf LSD unter anderem: »Hysterisch strukturierte Gesunde, erst recht hysterische Patienten, benötigen (...) eine extrem niedrige Dosis (10–30 Gamma)« [ebd.: 44]. Doch selbst solche winzigen Mengen können für manche offenbar schon zu viel sein. Leuner dokumentiert den Fall einer 26-jährigen labilen »Hausfrau von hysterischer Persönlichkeitsstruktur. Mit 10 Gamma halluzinierte sie unter ihrem Bett eine Hexe, geriet in einen katatonen Erregungszustand und sah eine riesenhafte Hand von der Decke auf sich zukommen. Nur mit Mühe gelang es, die Patientin zu beruhigen« (ebd.: 43).

Die Geburt des »Microdosings« mit LSD: 5 Gamma in Tablettenform

Der Begriff »Microdosing« wurde 1980 auf dem US-amerikanischen psychedelischen Schwarzmarkt zum ersten Mal belegbar verwendet:

»1980 erschien eine neue LSD-Form auf dem kalifornischen Drogenmarkt. Sie wurde von ihren Produzenten als ‚Clearlight Brand Microdose LSD' bezeichnet. Die erste Charge wurde 1980 in Berkeley, Kalifornien, verteilt. Die Tabletten enthielten 100 Milligramm Ascorbinsäure und 5 Mikrogramm LSD. Sie kamen in braunen Glasflaschen mit je 100 Tabletten daher. Diese Tabletten wurden verschenkt, nicht verkauft.« (Passie 2019).

»Die Probanden des kanadischen Psychiaters Abram Hoffer verspürten bei 15 Mikrogramm keine Effekte, während die Mehrheit 25 Mikrogramm spürte (Hoffer und Osmond 1967). Testpersonen von De Maar et al. (1960) bekamen mehrfach LSD und konnten die Unterschiede von Dosierungen zu 25, 50 und 100 Mikrogramm identifizieren« (Passie 2019).

In einer Studie von 1967 arbeitete man mit 25 Mikrogramm LSD als aktivem Placebo gegenüber einer Vergleichsgruppe, deren Probanden 200 Gamma erhielten (McGothlin et al. 1967, Passie 2019). Interessanterweise hatten nur zwei der zwanzig gering dosierten Probanden bemerkt, dass sie LSD erhalten hatten, was durchaus als denkwürdig betrachtet werden darf. Immerhin verspüren viele Anwender bei 25 Mikrogramm bereits deutliche psychische Effekte, die über reines Microdosing hinausgehen, so wie auch Albert Hofmann dies von sich dokumentierte (siehe Seite 16 f.).

Auch das US-amerikanische Militär hatte in den 60er Jahren Versuche mit geringen LSD-Dosierungen durchgeführt – jeweils im Bereich zwischen 30 und 40 Mikrogramm. Die damit gefütterten Soldaten wurden daraufhin zum Schachspielen bewegt, »die Probanden stellten nur einen leichten Verlust an Fähigkeiten fest, der mit den objektiven Messungen kongruent war« (Passie 2019).

Insgesamt wurden von Ende der 40er Jahre bis in die 70er Jahre mehr als 40 wissenschaftliche Untersuchungen mit LSD-Dosierungen zwischen 1 und 50 Mikrogramm (bzw. vereinzelte Low-dosage-Versuche mit Psilocybin) vorgenommen, darunter beobachtende Studien, kontrollierte klinische Studien, Studien zum Nachweis von Schwellendosen, Studien zu sozialen (zwischenmenschlichen) und psychotherapeutischen Effekten und zu den Auswirkungen von niedrig dosiertem LSD auf den Glukosestoffwechsel, auf Schlaf und Träume sowie auf pathologische Zustände. Daneben gab es Forschungen zum Einfluss niedrig dosierten

LSDs auf epileptische und Migräne-Erkrankungen sowie zu niedrig dosiertem LSD als aktivem Placebo.

Eine detaillierte Dokumentation der einzelnen Studien liefert Torsten Passie in seinem Buch *The Science of Microdosing Psychedelics* (2019). Ab Seite 83 präsentiert er ein Kondensat dieser Übersicht über die wichtigsten Studien und die daraus gewonnenen Erkenntnisse.

Agrikulturelles Microdosing

Um den landwirtschaftlichen Ertrag auf kargen Böden zu steigern, werden zum Beispiel in diversen afrikanischen Ländern Dünger und Pflanzenschutzmittel gezielt in Microdosing-Applikationen verwendet (Pender et al. 2008, Chataway et al. 2009):

»Um kostengünstige Düngestrategien zu entwickeln, die für kapitalschwache Landwirte erschwinglich sind, arbeiteten zwischen 1994 und 1996 das International Crops Research Institute for the Semi-Arid Tropics (ICRISAT), die Universität Hohenheim (Deutschland) und das International Fertilizer Development Center vor Ort an der Entwicklung einer Microdosing-Technologie« (Pender et al. 2008).

Dabei kommt pro Pflanzloch eine direkt applizierte Dosis von sechs Gramm Düngemittel zum Einsatz. Das entspricht etwa einem Zehntel der für Weizen typischen Menge und einem Zwanzigstel der für Mais in den USA verwendeten Menge Düngemittels (Hayashi et al. 2008). Mit dieser Technik sparen die zumeist sehr armen Farmer enorme Mengen an Pflanzennährstoffen und Pestiziden, die in normalen Dosierungen für sie unerschwinglich wären.

»Die Technologie des Microdosings mit Düngemitteln hat das Potenzial, den weit verbreiteten Hunger in dürregefährdeten Gebieten Afrikas zu beenden. Die Praxis des Microdosings hat den Düngemitteleinsatz in Simbabwe, Mosambik und Südafrika im südlichen Teil des afrikanischen Kontinents wieder etabliert. In Westafrika haben derzeit rund 25 000 Kleinbauern aus Mali, Burkina Faso und Niger die Methode erlernt und eine Steigerung ihrer Hirse-Erträge um 44 bis 120 Prozent sowie eine Steigerung ihres Familieneinkommens um 50 bis 130 Prozent erfahren« (Chataway et al. 2009).

Der Begriff »Microdosing« im Spiegel der Zeit

1980	»Clearlight Brand Microdose LSD«-Tabletten in Kalifornien
1994	Agrikulturelles Microdosing in Afrika
1996	Pharmakologisches Microdosing im Untergrund
2011	James Fadimans Buch *The Psychedelic Explorer's Guide*

Pionierarbeit von James Fadiman und Sophia Korb

»Fadiman hörte von Microdosing zum ersten Mal von einem kalifornischen Nachbarn, dem psychedelischen Enthusiasten Robert Forte.« TORSTEN PASSIE 2019

James Fadiman hat mit seinem 2011 erschienenen Buch *The Psychedelic Explorer's Guide* die Microdosing-Welle in der psychedelischen Bewegung so richtig angekurbelt. Er selbst hörte von seinem Kollegen Robert Forte zum ersten Mal von der Praxis, kleinste Mengen psychedelischer Substanzen zur Verbesserung des Befindens einzunehmen. Bald darauf traf Fadiman auf eine Frau, die ihm über ihre eigenen Erfahrungen mit mikrodosiertem LSD berichtete und dass sie dies etwa sechsmal pro Monat praktiziere. Dies helfe ihr, im Alltag besser zu funktionieren. Als Fadiman eine weitere Person kennenlernte, die nach eigenen Angaben mit kleinsten LSD-Mengen eine signifikante Verbesserung ihrer Alltagstauglichkeit erreichte, begann er, einen entsprechenden Praxisplan zu entwerfen und sich intensiver mit der Thematik auseinanderzusetzen. So entstand Fadimans Dreitagesplan für das Microdosing, der bis heute von Anwendern umgesetzt wird: Am ersten Tag nimmt man eine Mikrodosis LSD (10 µg) ein, am zweiten und dritten Tag macht man Pause. Dies lässt Zeit für eigene Beobachtungen zur Effektivität des Microdosings und verhindert die Entwicklung einer raschen Toleranz.

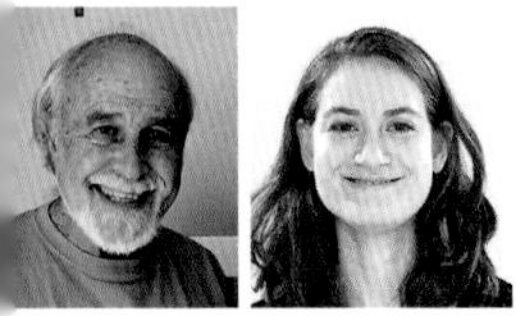

James Fadiman und Mitarbeiterin Sophia Korb

Von nun an sammelte James Fadiman die immer zahlreicher werdenden Erfahrungsberichte diverser User.

»Bis 2015 hatte Fadiman mehrere Aktenschränke mit Berichten beisammen und auch bei jüngeren Technikexperten im Silicon Valley den Einsatz von mikrodosierten Psychedelika entdeckt. Dann erschien ein kurzer Artikel über Microdosing in der weit verbreiteten Zeitschrift *Rolling Stone,* der Kommentare eines Maschinenkonstrukteurs enthielt, der behauptete: ‚Microdosing hat mir geholfen, neue Designs zu entwickeln, um neue Denkweisen zu erforschen'« (PASSIE 2019).

Als die Psychologin Sophia Korb sich Fadimans Microdosing-Forschungen anschloss, half sie, die Untersuchungen der eingereichten Berichte über Bioassays systematisch zu erschließen. Sophia Korb erstellte aus dem bislang gesammelten Material Datenbanken, Checklisten und eine Website zum Projekt, sodass allmählich erste Schlüsse gezogen werden konnten.

Fadiman und Korb werteten die Berichte von mehr als 1500 freiwilligen Probanden aus 59 Ländern aus (die übrigens für die Microdosing-Versuche ihre Substanzen selbst beschaffen mussten). Die Experimentatoren waren zwischen 18 und bis über 80 Jahre alt und praktizierten einen Monat lang Microdosing mit einem Psychedelikum ihrer Wahl (LSD, Psilocybin, Ibogain, Ayahuasca).

Für die Dokumentation der Untersuchung verwendeten Fadiman und Korb ein einfaches Protokoll, das in speziellen Skalen positive wie auch negative Auswirkungen der Substanzeinnahme festhält (PANAS Scale, siehe unten). Dieses Protokoll sollte von den Usern möglichst jeden Tag ausgefüllt werden, auch an den beiden drogenfreien Tagen. Zum Vergleich gab es eine Kontrollgruppe, die das Protokoll ebenfalls führte, ohne überhaupt LSD oder andere Psychoaktiva zu sich zu nehmen.

Die **PANAS Scale** (Positive and Negative Affect Schedule) ist ein aus zwei Skalen mit je zehn Items bestehender Selbstbericht-Fragebogen zu positiven und negativen Affekten, der als psychologisches Standardinstrument zur Messung von Stimmungszuständen dient.

Bis Januar 2018 hatten die beiden Forscher über 1500 Berichte von Microdosing-Anwendern gesammelt – dabei fanden Fadiman und Korb heraus, »dass viele Menschen es vorzogen, die Dosis unter 10 µg zu senken, während einige andere die Frequenz auf jeden zweiten Tag erhöhten« (ebd.). Aus den gesammelten Erkenntnissen soll abschließend ein Buch entstehen.

Was ist mit der Toleranz?

> »Es wurde festgestellt, dass Probanden, die gegenüber LSD eine Toleranz aufgebaut haben, gegenüber Psilocybin ebenfalls völlig tolerant sind. Diejenigen aber, die gegenüber Psilocybin tolerant sind, waren gegenüber einer (...) Dosis LSD nicht kreuztolerant (Isbell et al. 1961).« Torsten Passie, 2019

Weil die allermeisten psychedelischen Substanzen bei häufigem Gebrauch rasch eine Toleranz (Abnahme der Wirksamkeit nach wiederholtem Konsum) ausprägen, ist es normalerweise nicht üblich, zum Beispiel LSD oder Pilze jeden Tag zu sich zu nehmen. »Das ist der Grund, weshalb Menschen das Microdosing mit Psychedelika nicht an aufeinanderfolgenden Tagen praktizieren«, schreibt Michael Pollan in seinem Buch *How to Change your Mind* (POLLAN 2018: 14). Wir dürfen allerdings hinzufügen, dass nicht alle Microdoser dies so handhaben. Wie immer bestätigt nämlich die Ausnahme die Regel. Erfahrene Microdoser empfehlen, alle drei bis vier Tage LSD beziehungsweise alle zwei bis drei Tage Pilze in mikrodosierter Form zu sich zu nehmen (manche nehmen Pilze auch jeden Tag erfolgreich ein, was aber nicht bei jedem funktioniert). Die Werte können dabei von Person zu Person variieren, manche entwickeln ganz eigene Konsummuster, je nach Bedarf und Verträglichkeit.

Ein gängiges Konsummodell, geprägt unter anderem von James Fadiman, besteht zum Beispiel bei Microdosing mit LSD in einem Intervall von drei Tagen: Am ersten Tag wird eine Mikrodosis LSD eingenommen, am zweiten, dem Übergangstag, pausiert man und beobachtet, welche Auswirkungen die Einnahme zeitigt, und am dritten Tag wird abermals pausiert. Dies muss jedoch nicht zwingend so gehandhabt werden; jeder kann sich seine persönliche Microdosing-Frequenz selbst definieren.

Tipp: Ein Microdosing-Tagebuch führen

Es ist ratsam, ein Microdosing-Tagebuch zu führen. Darin notiert man die eingenommene Menge, den Zeitpunkt der Einnahme, die anschließenden Aktivitäten und schließlich eine Beurteilung der Wirkung. So kann man im Nachhinein sozusagen statistisch herausfinden, welche Art und Weise des Microdosings die zuträglichste ist.

Alles nur Placebo?

> »Es ist natürlich durchaus möglich, dass ein Teil der Wirkungen des Microdosings auf dem Placebo-Effekt beruht.«
>
> VIRGINIA HAZE et K. MANDRAKE, 2016: 333

Vom wissenschaftlichen Standpunkt aus betrachtet sind die mitunter zutiefst subjektiven Effekte gering dosierter Psychoaktiva nicht immer leicht zu verifizieren. So ist es durchaus möglich, dass gewisse Effekte (oder alle?), die eine Einzelperson vom Microdosing zu berichten weiß, lediglich dem Placeboeffekt zuzuschreiben sind. Das kann im Einzelfall so sein. Andererseits sind die vielen Berichte von Migräne- und Cluster-, wie auch von Depressions- und

ADHS-Patienten eindeutig, und es wäre vermessen, für sie alle nur eine rein psychosomatische Wirksamkeit ihrer Medikationen mit Psychedelika zu unterstellen. Doch selbst wenn es tatsächlich Personen geben sollte, bei denen eher der Placeboeffekt als eine »echte« pharmakologische Wirkung zum Tragen kommt, kann das den Betroffenen letzten Endes herzlich egal sein. Wie und woher die empfundenen heilsamen Effekte kommen, spielt nämlich am Ende des Tages keine Rolle.

Dem Wissenschaftler genügt dies aber nicht. Solange ein pharmakologischer Effekt nicht durch entsprechende Versuche tatsächlich nachzuweisen ist, bleibt immer zumindest ein Hauch von Zweifel. So lässt sich zum Beispiel anhand alter Untersuchungen gut belegen, wie häufig es vorkommt, dass Probanden, denen lediglich ein Placebo verabreicht wurde, davon überzeugt sind, eine psychoaktive Substanz erhalten zu haben. Hanscarl Leuner beschreibt in seinem Buch *Die experimentelle Psychose* Erfahrungen aus eigenen sogenannten »Leerversuchen« mit Patienten (Verabreichung von Placebo, während der Proband denkt, er erhalte LSD):

> »Bei allen stellten sich entweder typische vegetative Sensationen des Anfangsstadiums ein, oder es kam zur Manifestation einiger auf der Höhe des Rausches erlebter somatischer Erscheinungen. Beispielsweise entstand allgemeine motorische Unruhe, aber auch Raster und verschiedene Muster wurden an der Wand gesehen, und die Vpn. waren gelegentlich leicht euphorisch. Keiner der Placeboversuche blieb ohne einen suggestiven Effekt, wie auch Abramson u. Mitarb. bei ihren systematisch durchgeführten Leerversuchen feststellten. Untersuchungen über die Placebo-Wirkung durch Jarvik aus dem Arbeitskreis vom Abramson ergaben, dass die Verabreichung von reinem Leitungswasser einen verschwindend kleinen Prozentsatz von Antworten auf physiologische und psychologische Fragen, verglichen mit denen nach LSD, brachte« (Leuner 1962: 73f.).

Die Frage, was an den »klassischen« Microdosing-Effekten auf (Auto-)Suggestion beruht, kann zurzeit niemand mit Gewissheit beantworten. Manche Fälle lassen geradezu aufhorchen, wie zum Beispiel die Erfahrung einiger Probanden von James Fadimans und Sophia Korbs Untersuchung (siehe dazu weiter unten), die nach dem vierwöchigen Microdosing-Experiment der Ansicht waren, »dass Microdosing einen kumulativen Effekt hat: Die Wirkung verstärkt sich mit der Zeit. Man muss deshalb immer weniger zu sich nehmen, aus Microdosing wird schnell Micro-Microdosing. Fadiman berichtete, dass Teilnehmer nach Ablauf des Versuchsmonats nur noch einmal pro Monat ein Mikrogramm zu sich nehmen würden, um ihre Krankheitssymptome zu kontrollieren. Vielfach hätten die positiven Effekte sogar angehalten, nachdem die Teilnehmer das Microdosing eingestellt hatten« (Vorreyer 2017).

Zur Frage, inwiefern die Wirkungen des Microdosings auf dem Placeboeffekt beruhen könnten, hat sich Molekularbiologe Linus Naumann in einem eigenen Beitrag (ab Seite 123) geäußert.

Microdosing mit »klassischen« Psychedelika

> »Geringe Dosierungen von 10 bis 20 Mikrogramm helfen mir, mich besser zu fokussieren, mein Herz zu öffnen und bahnbrechende Leistungen zu erbringen, während ich in meine Routine integriert bleibe.«
>
> Probandin Madeline über Microdosing mit LSD, in Fadiman 2011: 203

> »Ich nahm jeden Tag nur eine Prise. Ich fand heraus, dass ich damit viel emotionaler und besser in der Lage war, die Welt als miteinander verbunden und nicht als getrennt zu erleben. Es war eine absolut angenehme Erfahrung.«
>
> Probandin Anita über Microdosing mit *Psilocybe*-Pilzen, in Fadiman 2011: 210

Meist ist im Zusammenhang mit Microdosing von LSD, zuweilen auch von Psilocybin, eher selten von Meskalin die Rede. Fakt ist, dass Microdosing mit allen Psychoaktiva praktiziert werden kann, ja sogar mit Entaktogenen, Stimulanzien und anderen psychotropen Stoffen. Die Substanzen, die am häufigsten im Untergrund zur Anwendung kommen, sind die »klassischen« Psychedelika (bzw. Entaktogene) vom Tryptamin-Typus, wie LSD (und Analoge), Psilocybin-Pilze bzw. Psilocin/Psilocybin (und Analoge), Ibogain, DMT und Verwandte sowie vom Phenylethylamin-Typ, wie zum Beispiel Meskalin, 2C-B, MDMA usw.

Die Substanzen werden im Untergrund in aller Regel in Mikrodosen eingenommen, um zwei primäre Ziele zu verfolgen:

1. eine Optimierung des Alltagsbewusstseins und damit der Alltagstauglichkeit,

2. eine Verbesserung von Leiden und Erkrankungen, die konventionell nur schwer therapierbar sind.

Microdosing zur »Alltagsoptimierung«

Die klassischen Psychedelika werden im sogenannten Microdosing-Bereich eingenommen, um die Alltagstauglichkeit zu optimieren, also beispielsweise die Konzentrationsfähigkeit zu verbessern, das allgemeine Wohlbefinden zu steigern oder um körperlich fitter und belastbarer zu sein. Im Allgemeinen sagt man, dass etwa 5 bis 20 Prozent der visionären Dosierung von Psychedelika im Microdosing die gewünschten Effekte bringen (die Dosis kann individuell sehr verschieden ausfallen).

Erfahrene Microdoser, die zum Beispiel mit LSD arbeiten, empfehlen als Unterstützung für den Alltag eine Dosis von 5 bis 15 (20) Mikrogramm alle drei bis vier Tage. Das soll geistig fitter, wacher, belastbarer und gesünder machen sowie stimmungsaufhellend und insgesamt positiv wirken. Experimente aus dem psychonautischen Untergrund zeigen, dass diese Effekte tatsächlich eintreten können, auf jeden Fall dann, wenn der Anwender sich darauf einlässt bzw. die Effekte erwartet.

Ein Beispiel aus den Mainstream-Medien liefert *Die Zeit (Campus)* in ihrem Artikel »LSD statt Kaffee« vom 22. Dezember 2016. Darin wird ein Protagonist namens Christian (Name geändert) zitiert, der morgens zum Wachwerden und vor der Uni lieber eine Kleinstmenge LSD einnimmt, anstatt sich mit Kaffee für den Alltag zu dopen:

> »Wenn Christian einen langen Tag hat, kocht er sich nach dem Aufstehen keinen Kaffee, sondern greift zur Nagelschere, holt ein Stück Pappe aus einer kleinen Metallbox in seinem Zimmer und schneidet sich ein etwa einen Millimeter großes Stück ab. (...) Das Fitzelchen Pappe legt er sich in den Mund und wartet. Nach etwa einer Stunde geht es los. (...) Kaffee, zeigt er mit seinen Händen, ist so ein Auf und Ab, wie eine Achterbahn. Mit LSD dagegen: Er fährt mit seiner Hand eine schnurgerade Linie durch die Luft. Ein Trip wie auf einer frisch geteerten Autobahn« (Schrader 2016).

Die drei Ziele des Microdosings

»Das erste und wichtigste Ziel ist eine höhere Leistungsfähigkeit sowie Zugang zu kreativerem und lateralem Denken zu erlangen, sich besser konzentrieren und dem Geist zu neuen und unkonventionellen Lösungswegen verhelfen zu können. Das zweite ist die Behandlung von pathologischen Zuständen wie Angst und Depression. Drittens soll den Menschen geholfen werden, ihre herkömmlichen psychopharmakologischen Medikamente loszuwerden, was angeblich durch eine zusätzliche Mikrodosierung stark erleichtert werden kann« (Passie 2019).

Microdosing, Meditation und Kontemplation

Erfahrene Meditierende aus der psychonautischen Subkultur erzählen nicht nur über den Einfluss normal dosierter Psychedelika auf die Meditationspraxis – der durchaus unterschiedlich wahrgenommen wird, nämlich mal störend, mal neutral und mal hilfreich und erhebend –, sondern auch über die Möglichkeit der vertieften Kontemplation durch Microdosing mit LSD und anderen psychedelischen Substanzen. Es falle ihnen leichter, den Gedankenstrom zu bändigen, sich zu öffnen, zu fokussieren und in den gegenwärtigen Moment fallenzulassen, wie Microdosing-Probanden aus dem Untergrund berichten.

Manche steigern mit LSD-Microdosing ihre Fähigkeit, konzentriert zu zeichnen oder zu malen, andere sind mit mikrodosiertem Acid in der Lage, Musik ganz anders, viel feiner und differenzierter wahrzunehmen – und somit feinfühliger zu musizieren. Generell kann LSD in Mikrodosierungen für Künstler ein kreativer Booster sein, weil es offenbar das ästhetische Empfinden auf eine höhere Stufe heben und darüber hinaus auf der physischen Ebene die Fingerfertigkeit verbessern kann. So zumindest die Aussage vieler Nutzer aus dem Untergrund.

Medizinisches Microdosing

> »Schon 1961 wurde über die Wirksamkeit sehr geringer Dosen von Psilocybin bei verschiedenen Erkrankungen berichtet (...) und es scheint, dass diese Substanzklasse ihren Weg über solche unspektakulären Dosierungen durch ihre sehr geringe Toxizität bei guter Wirkung zurück in die Medizin finden kann.«
>
> Jochen Gartz 2003

Eine größer werdende Anzahl von Anwendern berichtet über mikrodosierte Tryptamin- und Phenethylamin-Psychedelika, die gezielt zur Behandlung von Krankheiten und Leiden eingesetzt werden. Immerhin haben diverse Psychonauten und auch manche Forscher schon vor Jahrzehnten herausgefunden, dass man mit geringsten Mengen LSD, Psilocybin(-Pilzen) und Meskalin Kopfschmerzen, Migräne und Clusterkopfschmerzen zu behandeln in der Lage ist. Zwar existieren auch gegenteilige Berichte. Es ist aber seit vielen Jahren bekannt, dass Minimaldosierungen von Tryptamin- und auch Phenylethylamin-Psychedelika effizient bei Migräne, Cluster-Kopfweh und auch bei »normalen« Kopfschmerzen sowie außerdem bei Menstruationsschmerzen und unregelmäßigem Zyklus eingesetzt werden können (siehe dazu auch die Beiträge ab Seite 77). Wie ist es zu der Erkenntnis gekommen? Torsten Passie erklärt:

»1996 fand ein Schotte heraus, dass die Einnahme von LSD ihm gegen seine Clusterkopfschmerzen half. Durch weitere Experimente gewann er die Überzeugung, dass die Einnahme von LSD und das Verschwinden seiner Kopfschmerzen in direktem Zusammenhang stehen. Er stellte seine ‚Entdeckung' ins Internet, und kurz darauf versuchten viele Clusterkopfschmerzkranke, sich mit LSD und Psilocybin im mittleren Dosisbereich zu behandeln« (Passie 2019).

Schon bald kamen User des psychedelischen Untergrunds auch auf die Idee, solche Kopfschmerzen (wie auch »normales« Kopfweh) mit anderen Tryptamin-Psychedelika in gering dosierter Form zu behandeln, zum Beispiel – was nahelag – mit Psilocybin bzw. Psilocybin-Pilzen, aber auch mit Dimethyltyptaminen (Psilocybin und Psilocin sind oral wirksame DMT-Formen, nämlich 4-PO-DMT und 4-HO-DMT).

2006 publizierten R. Andrew Sewell, John H. Halpern und Harrison G. Pope, Jr. die Resultate einer Studie mit 53 Clusterkopfschmerzpatienten, die zur Behandlung ihrer Symptome Psilocybin-Pilze oder LSD getestet hatten.

> »Die Autoren befragten 53 Cluster-Kopfschmerzpatienten, die ihre Erkrankung mit Psilocybin oder Lysergsäurediethylamid (LSD) behandelt hatten. Zweiundzwanzig von 26 Psilocybin-Nutzern berichteten, dass Psilocybin die Attacken abgebrochen hat; 25 von 48 Psilocybin-Benutzern und 7 von 8 LSD-Benutzern berichteten über die Beendigung des Cluster-Anfalls; 18 von 19 Psilocybin-Nutzern und 4 von 5 LSD-Nutzern berichteten über eine verlängerte Remissionszeit« (Sewell et al. 2006).

Interessant ist hierbei, dass auch Mikrodosierungen der Psychedelika diese Effekte herbeiführen können (siehe dazu auch den Beitrag ab Seite 77), denn immerhin »42 Prozent der Probanden dieser Studie erreichten die Verbesserung ihrer Symptomatik mit sub-halluzinogenen Dosierungen« (Haze et Mandrake 2016: 330). Mit Erscheinen dieser Informationen dauerte es nicht lange, bis findige Psychonauten entdeckten, dass auch Meskalin – obwohl strukturell kein Tryptamin, sondern ein Phenylethylamin – bei besagten Leiden ebenso hilfreiche Dienste leisten kann.

Auch im riesigen Pool der Drogendatenbank Erowid.org finden sich Texte zum Thema, zum Beispiel der Artikel »Cluster Headache Treatment with Psilocybin Mushrooms & LSD«, der verschiedene Erlebnisse von Betroffenen reflektiert: »Wir haben diverse Reports von Anwendern, die mit geringen Dosierungen LSD erfolgreich ihre Migräne behandeln. Die Pharmaka, die

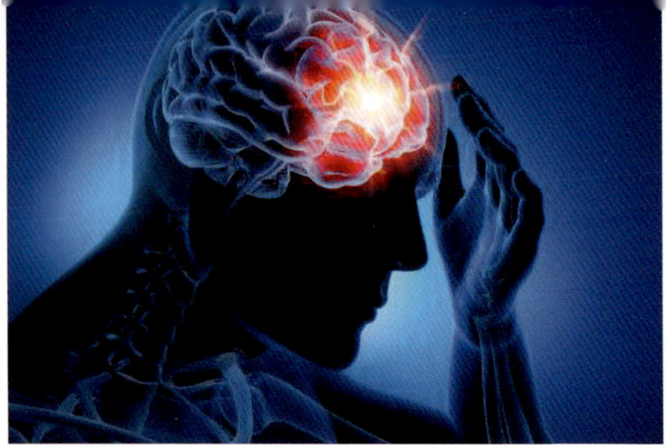

Geringste Mengen LSD, Psilocybin und Meskalin können bei Kopfschmerzen, Migräne sowie Clusterkopfschmerzen helfen.

schulmedizinisch für eine Migränetherapie eingesetzt werden, sind strukturell mit LSD und den anderen Tryptaminen verwandt; es hat sich aber herausgestellt, dass Psilocybin sowohl die akuten Schmerzen eines Anfalls reduzieren kann, wie auch, dass Clusterattacken nach Einnahme von psychedelischen Tryptaminen über Wochen oder Monate ausbleiben können« (Erowid 2003).

Der Psychedelikaforscher James Fadiman ist ein engagierter Anhänger, Erforscher und Fürsprecher des LSD- bzw. Psychedelika-Microdosings. Wie zum Beispiel das Magazin *Vice* berichtete, ist Fadiman davon überzeugt, dass die heilsamen Kräfte des LSD insbesondere und gerade dann forciert werden, wenn das Molekül in kleinsten Mengen eingenommen wird. Wie *Vice* am 18. April 2016 schrieb, bekommt Fadiman

> »täglich etliche E-Mails begeisterter Microdosing-Fans, die ihm berichten, wie sie alle möglichen Krankheiten und gesundheitlichen Belange wie Angst, Depressionen oder sogar Clusterkopfschmerzen und Menstruationskrämpfe besiegt haben. Wann wissenschaftliche Einrichtungen beginnen werden, diese Berichte ernst zu nehmen, ist indes noch vollkommen unklar. Der Grundgedanke des Microdosings baut auf der lang gehegten Überzeugung auf, dass geringe Mengen LSD bei der Bewältigung psychischer Probleme helfen und zu einer neuen Wahrnehmung führen können« (Koebler 2016).

Berichte für Fadimans Forschungen

Der US-amerikanische Microdosing-Forscher James Fadiman sammelt weiterhin Reports von Usern, die mit Microdosing von Psychedelika Erfahrungen gemacht haben. Auf seiner Website befindet sich eine Erklärung, wie man sich als Anwender daran beteiligen kann. Darin findet sich auch eine kleine Orientierungshilfe für Microdosing-Neulinge.

www.jamesfadiman.com·sites.google.com/view/microdosingpsychedelics/home

Bleiben wir beim Beispiel der Behandlung von Schmerzen durch mikrodosierte Psychedelika. Dafür verwenden manche Personen etwa 0,5 bis 3 (maximal 4) Milligramm Psilocybin/Psilocin (Umrechnung Psilocybin/Psilocin 1:1,39) oder etwa 10 bis 20 (maximal 30) Mikrogramm LSD, die dann ihre bisher nicht geklärte Wirksamkeit innerhalb weniger Minuten entfalten können. Viele Experimentatoren, die eine solche Behandlung probiert haben, bestätigen ihre Effektivität, während einige andere erfahren mussten, dass es ihnen nicht helfen konnte. So ist das bei Menschen eben.

Die pharmazeutischen Produkte, die zum Beispiel gegen Migräne verordnet werden, bringen eine große Palette an Nebenwirkungen mit sich und sind dabei bei vielen nicht einmal ausreichend wirksam. Entheogene im Mikrodosis-Bereich kommen normalerweise ganz ohne jeden Nebeneffekt daher und sind gleichzeitig häufig stimmungsaufhellend und effektiv gegen Kopf- und auch gegen Menstruationsschmerzen. Denn viele Frauen berichten zusätzlich, dass kleinstmögliche Dosierungen LSD oder Psilocybin/Psilocin wirksam gegen menstruationsbedingte Unterleibskrämpfe sein können. Auf dem Gebiet dieser »psychedelischen Schmerztherapie« muss allerdings noch viel geforscht werden, damit wir die pharmakologischen Mechanismen, die sich eventuell dahinter verbergen, verstehen und nutzen lernen können.

Psilocybin-Microdosing bei Migränepatienten

»In einer Studie von Fanciullacci et al. (1974) wurde die Hypothese untersucht, dass Kopfschmerzpatienten empfindlicher auf Medikamente reagieren, die mit dem Serotoninsystem interagieren. Die beiden Versuchsgruppen bestanden aus 30 gesunden Normalen und 36 Migränepatienten. Alle Probanden wurden alle drei Tage um 9 Uhr in einem doppelblinden randomisierten Schema mit einer oralen Dosis von 20 mcg/kg Psilocybin dosiert. Die Probanden wurden 4, 8 und 12 Stunden nach der Medikamentengabe ‚nach ihren Empfindungen gefragt'. Es wurden drei Kategorien für Reaktionen verwendet (1 = keine Reaktion; 2 = einfache psycho-affektive Reaktionen; 3 = psycho-affektive Reaktion plus Wahrnehmungsveränderungen). Als Reaktion auf die gegebene Dosierung berichteten 86 Prozent der Normalen von ‚keiner Reaktion' und 14 Prozent von Kategorie 2. Kein Teilnehmer berichtete über Reaktionen der Kategorie 3« (Passie 2019).

Patienten mit psychologischen, psychiatrischen bzw. neurologischen Problemen können vom Microdosing mit LSD und Co. auch profitieren. So verspüren manche ADHS-Patienten (Aufmerksamkeitsdefizit / Hyperaktivitätsstörung) nach Einnahme von 5 bis 15 Mikrogramm LSD eine deutliche Verbesserung ihrer

Symptomatik, die in etwa gleich effektiv wie das bei ADHS gängige Methylphenidat (Ritalin, Medikinet etc.) oder Amphetamin ausfällt, ohne die eigenartige emotionale Verhärtung oder die anschließenden depressiven Episoden herbeizuführen, die manche Patienten nach Methylphenidat- oder Amphetamin-Medikation erfahren.

Microdosing mit Psychedelika hilft manchen Menschen außerdem gegen Depressionen und depressive Verstimmungen. So kann die kontinuierliche mikrodosierte Einnahme von solchen Substanzen wie auch die Einnahme im Fall von akuten Schüben bei Depressionen gute Hilfe leisten. Von weiteren Vorzügen auf medizinischer Ebene berichten Anwender in Bezug auf Epilepsie, das Tourette-Syndrom und auch bei Prokrastination (»Verschieberitis«), ein Syndrom, bei dem Betroffene Aufgaben vertagen und vor sich herschieben.

Wie fast immer und bei fast allen Therapieoptionen gibt es natürlich Menschen, die aus Microdosing keinen Nutzen ziehen können. Viele User aus dem Untergrund berichten aber über eine effektive, schnell eintretende und anhaltende Linderung ihrer Leiden durch Microdosing mit psychedelischen oder psychotropen Molekülen.

Torsten Passie dokumentiert in seinem Microdosing-Buch eine Aussage des US-amerikanischen Psychedelik-Urgesteins Robert Forte, der sich mit Albert Hofmann über genau dieses Thema ausgetauscht habe: »Hofmann glaubte, dass, wenn Sandoz mehr Interesse gehabt hätte, sie aus LSD in niedriger Dosis ein Produkt hätten herstellen können, das nützlicher und sicherer ist als Ritalin oder Adderall« (Passie 2019). Auch als Antidepressivum hätte niedrig dosiertes LSD nach Albert Hofmann gut verwendet werden können (ebd.).

Man muss allerdings beachten, dass die Dosierungen von Psychedelika – auch im Microdosing-Bereich – sehr individuell ausfallen können. Manche Personen verspüren schon nach der Einnahme von etwa 20 bis 25 Mikrogramm Acid eine definitive psychoaktive Wirkung, die beim Microdosing aber eigentlich nicht erwünscht ist. Deshalb muss jeder seine eigene Dosis für mikrodosierte Substanzen im Selbstversuch erproben und herausfinden.

Australische Studie über mikrodosierte Psychedelika

Eine wachsende Zahl an persönlichen Reports in Medien, Blogs und Internetforen berichtet von der Nutzung extrem geringer Dosierungen von psychedelischen Substanzen wie LSD oder Psilocybin, um die Aufmerksamkeit, Kreativität und Leistungsfähigkeit zu erhöhen. Um den Inhalt dieser Anekdoten kritisch zu hinterfragen, führten nun die australischen Forscher Vince Polito und Richard J. Stevenson die **erste größere Pilotstudie** zum Thema Mikrodosierungen durch (POLITO et STEVENSON 2018). Dazu rekrutierten sie etwa 100 Teilnehmer, von denen insgesamt 63 (14 Frauen, 49 Männer) die sechswöchige Studie komplett abschlossen. In dieser Zeit sollten sie zweimal wöchentlich Mikrodosierungen von eigenen psychedelischen Substanzen einnehmen und täglich einen kurzen Fragebogen ausfüllen. Darin wurden sie unter anderem zu ihrer **Kreativität, Aufmerksamkeit und Produktivität** befragt. Außerdem wurden sowohl vor als auch nach den sechs Studienwochen ausführliche Persönlichkeitstests durchgeführt. Jeweils etwa die Hälfte der Probanden mikrodosierte mit LSD (im Schnitt 14 µg pro Einnahme) oder mit Zauberpilzen (etwa 0,3 g getrocknet). Seltener wurden der meskalinhaltige Kaktus San Pedro sowie verschiedenste andere Psychedelika wie DOB und 4-HO-MET genutzt.

Die Auswertung der Fragebögen ergab eine signifikante Erhöhung der Konzentrationsfähigkeit, Glücksgefühle, Verbundenheitsgefühle, Kreativität und Produktivität an den Tagen der Mikrodosierungen. Beinahe alle Effekte hielten jedoch nur über den jeweiligen Tag an und waren bereits am darauffolgenden Tag nicht mehr nachweisbar. Lediglich die selbst eingeschätzte Produktivität war im Schnitt bis zu zwei Tage lang erhöht. Die ausführlichen Persönlichkeitstests zeigten jedoch auch einige **Langzeiteffekte** über den Verlauf der sechs Wochen auf. So wurde eine signifikante Verbesserung von Depression, Stress und Konzentrationsfähigkeit festgestellt. Es zeigte sich allerdings keine nennenswerte Erhöhung der Kreativität oder des allgemeinen Wohlbefindens. Zudem ergab sich eine leicht erhöhte Reizbarkeit, was eine Folge einer allgemein erhöhten Emotionalität sein könnte. Obwohl die meisten Probanden die Mikrodosierungen als nicht besonders bedeutungsvoll oder spirituell empfanden, gaben dennoch sechs von ihnen an, die Erfahrung sei unter den fünf bedeutungsvollsten ihres Lebens.

Die Ergebnisse dieser Studie legen die **Wirksamkeit des Mikrodosierens,** wenigstens am Tag der Einnahme, nahe. Auf der einen Seite widersprechen die Ergebnisse den Anekdoten, die von tagelangen Effekten berichten. Zumindest die empfundene Produktivität der Teilnehmer war allerdings tatsächlich bis zu zwei Tage nach den Mikrodosierungen erhöht. Zudem konnten über den Verlauf der gesamten Studie statistisch signifikante, zumeist positive Veränderungen bei den Teilnehmern festgestellt werden. Da es sich hierbei nur um eine Pilotstudie handelt, müssen bei der Interpretation einige Limitationen beachtet werden. So enthält diese Studie keine Placebokontrolle, und die eingenommen Substanzmengen basierten auf Schätzungen der Studienteilnehmer, die nicht unabhängig überprüft werden können. Aufgrund der dennoch vielversprechenden Ergebnisse sind bereits weitere und größere Studien zum Thema Mikrodosierungen gestartet worden.

Linus Naumann

Nebenwirkungen und Kontraindikationen

> »Fadiman hält die Sicherheit von LSD und Psilocybin auch in erheblich höherer Dosierung für hinreichend belegt, weshalb der Sicherheitsaspekt zu vernachlässigen sei.«
>
> AYELET WALDMAN 2018

Weil sich in Sachen Microdosing vieles zum gegenwärtigen Zeitpunkt nur auf Grundlage von Spekulationen diskutieren lässt, gibt es auch zu möglichen Nebenwirkungen und negativen Begleiteffekten nur wenige Erfahrungswerte. So zitiert Autorin Ayelet Waldman in ihrem Microdosing-Buch *Ein richtig guter Tag* auch Personen, die sich um die Gesundheit von Usern sorgen, die Psychedelika und Co. regelmäßig in mikrodosierter Form einnehmen. Der Autor Tim Ferriss, Unternehmer und Betreiber eines Podcasts, hält es beispielsweise für denkbar, »dass niedrig dosierte Psychedelika, genau wie SSRI [*Selective Serotonin Reuptake Inhibitors* = Serotonin-Wiederaufnahmehemmer], die Stimmung heben«, jedoch sorgt er sich zugleich, sie könnten »auch bislang unerwartete Auswirkungen auf die hirneigene Serotoninproduktion haben. Seine größte Sorge bezüglich der Mikrodosierung ist, dass eine langfristige Anwendung zur Gewöhnung führen und die endogene Serotonin-Produktion vollkommen aus dem Gleichgewicht bringen könnte« (WALDMAN 2018: 194 f.).

Dies ist in der Tat gar nicht allzu weit hergeholt, denn Serotonin ist ein äußerst empfindlicher Neurotransmitter, und LSD wirkt auf den Serotoninhaushalt (wie auch auf den Dopaminhaushalt), eventuell auch in Mikrodosierungen. Der US-amerikanische Neurobiologe und Psychologe David E. Presti (University of California, Berkeley) meint dazu aber: »Welches Risiko dabei auch besteht, es ist bedeutend geringer als das, welches mit der langfristigen Einnahme von Antidepressiva einhergeht« (ebd.: 195). Und Waldman kommentiert: »Es gibt Hinweise darauf, dass SSRI bei

Komplikationen in der psycholytischen Therapie

»Von der therapeutischen Anwendung niedriger Dosen (20–50 mcg LSD), die wöchentlich eingenommen werden (wie bei der psycholytischen Therapie in den 1960er Jahren üblich), ist bekannt, dass es zu einer psychischen Labilität kommen und die Stärke des Egos und seiner Funktionen beeinträchtigt werden kann. Eine gewisse Sensibilisierung, ‚psychologische Vulnerabilität' und ‚seltsame Gedanken' wurden ebenfalls berichtet. Im Falle solcher Reaktionen wird psycholytischen Therapeuten empfohlen, die LSD-Sitzungen bis zur Stabilisierung zu unterbrechen (z.B. LEUNER 1981)«

TORSTEN PASSIE 2019

Sonderfall Gewebeveränderungen

Manche Ergotderivate (zum Beispiel Methysergid) können bei regelmäßiger Einnahme Veränderungen des Gewebes herbeiführen. Solche Gewebeveränderungen können durch die **Aktivierung des 5-HT$_{2B}$-Rezeptors** verursacht werden – und LSD aktiviert diesen Rezeptor.

»Die langfristige Aktivierung dieses Rezeptors stimuliert das Wachstum von Herzkammer- und Herzklappengewebe. Ein Beispiel dafür ist das anorektische Medikament Fenfluramin, das den 5-HT$_{2B}$-Rezeptor stimuliert und über Monate täglich eingenommen wird. Das Präparat verursachte Herzklappenerkrankungen und wurde vom Markt genommen. Ein mögliches Risiko in dieser Hinsicht durch die regelmäßige Einnahme von LSD kann nicht ausgeschlossen werden. Der LSD-Experte Professor David Nichols sagte, dass ‚einige diese Bedenken verharmlosen mögen, in dem Glauben, dass Mikrodosen zu niedrig sind, um Herzklappenerkrankungen zu verursachen. Eine Studie aus dem Jahr 2017 über die LSD-Bindung an den 5-HT$_{2B}$-Rezeptor zeigt, dass es viele Stunden lang am Rezeptor ‚haften bleibt' … So könnten selbst niedrige Dosen problematisch sein'« (Passie 2019).

langfristiger Anwendung selbst Serotonin abbauen, und trotzdem wird Patienten, bei denen Antidepressiva anschlagen, nur sehr selten davon abgeraten, sie zu nehmen« (ebd.). Darüber hinaus ist nicht bekannt, welche Auswirkungen die häufige Mikrodosierung auf den menschlichen Organismus hat.

Der US-amerikanische Drogenforscher David E. Nichols ist sich nicht sicher, ob zum Beispiel die tägliche Verwendung von Psychedelika nicht doch eventuell zu Problemen führen könnte, selbst wenn dies bislang noch nicht wissenschaftlich gesichert ist. So könnte es durchaus sein, dass die langfristige Einnahme von mikrodosierten Psychedelika zu Veränderungen des Hormonsystems oder des Verhaltens führt. Aus diesem Grund empfiehlt der US-amerikanische Microdosing-Coach Paul Austin eine Mikrodosierung für nicht mehr als ein paar Monate. Austin meint, »dass ‚emotionale Turbulenzen oder Ängste' mögliche Nebenwirkungen sind. Seiner Ansicht nach ist dies vor allem darauf zurückzuführen, dass LSD die aktuelle Stimmung verstärkt, anstatt als Stimulans oder Betäubungsmittel zu wirken« (Passie 2019).

Die am häufigsten vorkommenden akuten Nebenwirkungen des Microdosings mit Psychedelika, die von Anwendern beschrieben werden, sind Müdigkeit und Mattheit; auf der anderen Seite klagen User ebenso über Einschlafprobleme, innere Aufgewühltheit und Angstzustände, gerade nach mikrodosiertem LSD. Weitere unangenehme Effekte, die bei einzelnen Anwendern durch LSD-Microdosing auftreten können, sind Lichtempfindlichkeit, Reizbarkeit und Stimmungsschwankungen, »andere berichteten, dass sie an Microdosing-Tagen in Ordnung seien, sich aber an den

Pausentagen ängstlich und deprimiert fühlten, so dass sie das Experiment beendeten« (Passie 2019).

Nach Passie (2019) können LSD-Dosierungen von 25 bis 50 Mikrogramm außerdem folgende Nebenwirkungen hervorrufen:

- erhöhtes Schlaf- bzw. Ruhebedürfnis
- Erschöpfung
- unangenehmes Gefühl in der Magengegend
- Unruhe
- vermehrtes Schwitzen

»Wie Liddell & Weil-Malherbe (1953) gezeigt haben, wird der Adrenalinspiegel durch kleinste Mengen LSD deutlich erhöht, aber diese Reaktion tritt nur für wenige Stunden ein. Dies könnte die Symptome wie Schwitzen und Angst bei einigen Probanden erklären. Es gibt keine Daten über die Langzeitwirkung dieser adrenergen Stimulation« (Passie 2019).

Kontraindikationen

Manche entsprechend prädisponierten Menschen sollten laut James Fadiman auf Microdosing verzichten, weil bislang nicht klar ist, wie sich die langfristige Einnahme von geringsten bis geringen Mengen Psychedelika auf deren Erkrankung und den Krankheitsverlauf auswirken kann. Dazu gehören Schwangere, Psychotiker und psychisch kranke Personen, chronische Migräniker, Personen mit Multipler Sklerose (MS) und ähnlich fortschreitenden Erkrankungen, Menschen mit Angststörungen und solche, die ein Trauma zu verarbeiten haben.

Personen mit psychiatrischen Erkrankungen sowie Menschen, die chronisch Psychopharmaka einnehmen, wird im Allgemeinen empfohlen, auf das Microdosing mit Psychedelika und Co. zu verzichten: »Geht es um Microdosing bei einer schweren psychischen Erkrankung, ist es auf jeden Fall empfehlenswert, die Risiken mit einem Arzt zu besprechen, insbesondere, wenn man unter einer Psychose, unter Depressionen oder Angst leidet« (Passie 2019).

Thomas Vorreyer zitiert in seinem Artikel »So wirkt sich Microdosing auf deine Gesundheit aus« die US-amerikanische Microdosing-Forscherin Sophia Korb: »Menschen mit Angststörungen hätten beschrieben, dass sich diese durch Microdosing verschlimmern würden. Probanden, die eine Farbblindheit oder Rot-Grün-Sehschwäche haben, hätten zusätzliche visuelle Störungen erlebt« (Vorreyer 2017).

Und was ist mit dem Gesetz?

Bei all dem mit der neuen Mode Microdosing einhergehenden überschwänglichen Enthusiasmus müssen viele Fans dieser Konsumform leider ein wenig gebremst werden. Denn auch die Praxis des Microdosings ist natürlich illegal. Sämtliche verbotenen Substanzen, die im Buch erwähnt werden, sind auch für mikrodosierte Einnahmen illegalisiert bzw. unterliegen, wie im Fall des Ketamins, den Regelungen des Arzneimittelgesetzes. Wer also glaubt, dass Substanzen nur dann verboten sind, wenn sie berauschende Wirkungen herbeiführen, der irrt gewaltig.

Die Tatsache, dass Psychedelika beim Microdosing in geringsten Dosierungen eingenommen werden, ändert nichts daran, dass die Substanzen als solche verboten sind und den Betäubungs- oder Arzneimittelgesetzen unterliegen. Manche reden unverblümt von ihren Erfahrungen, ohne sich dessen bewusst zu sein, dass die eingenommene Menge einer illegalisierten Substanz den Gesetzgeber herzlich wenig interessiert.

Die meisten Substanzen, von denen wir in diesem Buch sprechen, sind prinzipiell verboten oder stehen unter Rezeptpflicht. Deshalb ist jegliches Microdosing mit LSD, Pilzen, Meskalin, DMT usw. außerhalb wissenschaftlicher Settings nach wie vor ein Phänomen des Untergrunds.

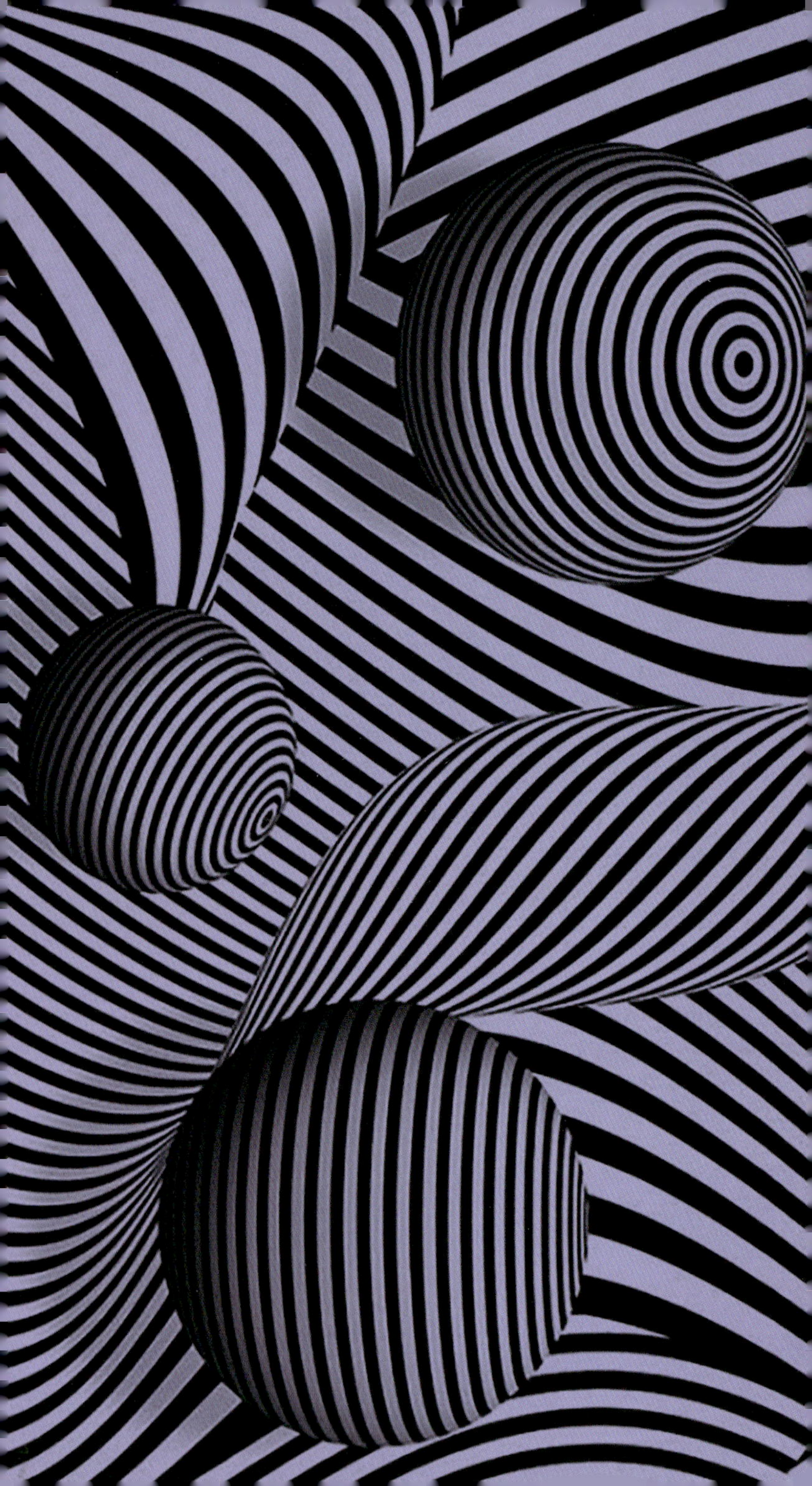

TEIL 2
Microdosing mit verschiedenen Substanzen

LSD

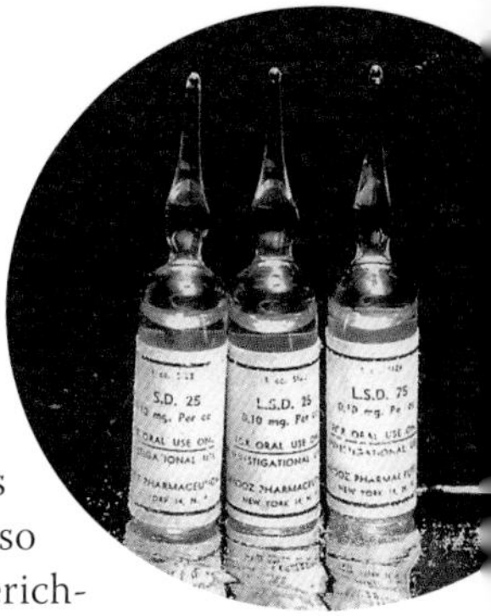

> «Ich habe Albert Hofmann sagen hören, dass er selbst mit extrem niedrigen Dosierungen [von LSD] experimentiert hat, bis zu 10 µg – nicht um einen deutlich veränderten Zustand zu erzeugen, sondern ‚nur zum Denken'.»
>
> RALPH METZNER, 2017: 81

LSD ist nicht nur ein unglaublich potentes Psychedelikum, sondern kann offensichtlich, so zeigt sich in einer Vielzahl von Erfahrungsberichten, auch im Alltag ein überaus nützliches Hilfsmittel sein. Anwender berichten immer wieder, dass sie mittels Microdosing-Applikationen eine erhöhte Konzentrationskraft, Wachheit, Bewusstheit, eine verbesserte körperliche Leistungsfähigkeit und vieles mehr herbeiführen können. Manche nehmen morgens vor Studium, Arbeit oder Freizeit statt des Kaffees einfach 10 bis 20 Mikrogramm Acid, um wach zu werden und fit zu bleiben.

Acid-Microdosing verbessert nach Ansicht vieler User auch das allgemeine Wohlbefinden und die Laune, ohne psychoaktive Wirkungen zur Folge zu haben. Gerade Personen, die mit depressiven Verstimmungen, echten depressiven Erkrankungen oder mit durch Medikamente ausgelösten Stimmungsschwankungen zu kämpfen haben, können zuweilen durch minimal dosiertes LSD (und andere mikrodosierte Psychedelika) ihre Tagesform positiv beeinflussen. So lautet zumindest der Tenor der Erfahrungsberichte, die ich im Lauf der Jahre von zahlreichen Lesern erhalten habe.

Probanden aus dem Untergrund berichten über anhaltende stimulative Qualitäten, weshalb Microdosing mit Acid am Abend oft keine so gute Idee ist; es kann nämlich Schwierigkeiten beim Einschlafen verursachen. Interessanterweise existieren auch Erfahrungen, die genau das Gegenteil beschreiben: Manche Nutzer werden von mikrodosierten Psychedelika nämlich auch matt und müde und fühlen sich den ganzen Tag über antriebslos. Wie diese

LSD-Microdosing und Müdigkeit

Verspüren müde Microdoser mehr von der Wirkung einer minimalen Dosis LSD als ausgeschlafene? Torsten Passie erläutert in seinem englischen Microdosing-Buch eine persönlich erlebte Geschichte mit seinem ehemaligen Mentor Hanscarl Leuner, dem europäischen Pionier der Psychotherapie mit psychoaktiven Substanzen. Leuner vermutete, »dass, wenn eine Person nicht gut geschlafen hat, sie während der psycholytischen Sitzung eine intensivere Erfahrung machen wird« (PASSIE 2019). Torsten Passie zieht zur Erklärung eine Studie von 1959 heran:

»In einer Studie von Bliss et al. (1959) erhielten gesunde Probanden zunächst eine niedrige Dosis LSD (n=4, 0,5 µg/kg). Am nächsten Testtag wurde die Dosis verdoppelt. In beiden Experimenten bemerkten die Probanden LSD-Effekte nur mit der höheren Dosis. Im zweiten Teil der Studie durften die Probanden 48 h nicht schlafen und erhielten dann 0,5 µg/kg LSD. Die halluzinatorischen Effekte mit dieser Dosis wurden von ihnen als intensiver beschrieben als bei 1,0 µg/kg ohne Schlafmangel« (ebd.).

divergierenden Wirkungen entstehen und wieso manche von winzigen Mengen LSD wach werden, während andere über Mattheit klagen, ist zurzeit noch unklar.

Studenten und Schüler berichten, dass Minidosierungen von LSD sowohl die Konzentrationsfähigkeit wie auch das Gedächtnis in positiver Weise beeinflussen können. Werfen manche Studenten Ritalin (Methylphenidat), Amphetamine etc. ein, um während Klausuren, anspruchsvollen Textrecherchen oder Hausarbeiten aufmerksamer und konzentrierter zu sein, so sind heutzutage einige schon auf LSD-Microdosing umgestiegen. Im Gegensatz zu Methylphenidat und Amphetaminen belastet das den Körper nicht und hat auch sonst keine Nebenwirkungen zur Folge.

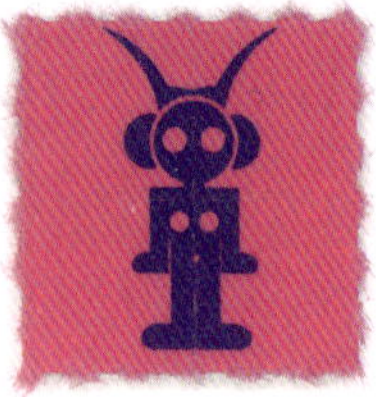

LSD-Blotter

Dasselbe gilt übrigens auch für Patienten mit der Diagnose ADHS (Aufmerksamkeitsdefizit-/Hyperaktivitätsstörung) oder ADS (Aufmerksamkeitsdefizitstörung). Solche Personen bekommen standardmäßig die bereits genannten Pharmaka (Methylphenidat oder Amphetamin), was aber nicht für alle optimal ist. Manche bekommen zur Therapie ihrer Erkrankung auch Cannabis verordnet, was wiederum nicht jedem gut hilft. Microdosing-Probanden haben berichtet, mit geringsten Mengen LSD die ADHS-/ADS-Symptome besser in den Griff zu bekommen als mit der üblichen Medikation. Dabei treten mit LSD-Microdosing keinerlei Nebenwirkungen auf und die Patienten können fokussiert und symptomfrei ihren Alltag verbringen.

Natürlich sollte man auch beim Microdosing generell davon absehen, ein Fahrzeug zu führen, weil psychoaktive Substanzen an sich im Straßenverkehr nichts zu suchen haben. Man muss aber differenzieren und darf nicht unterschlagen, dass mikrodosiertes LSD und andere Psychedelika, wenn man wirklich korrekt dosiert, die Reaktionsfähigkeit sogar verbessern können. Korrektes Microdosing hat keinerlei psychotrope Effekte zur Folge, sondern kann lediglich die Sinne auf nicht-psychedelische Weise schärfen, sodass die Alltagstauglichkeit des Users stets gewahrt bleibt und nach Angaben von Experimentatoren sogar verbessert wird.

Das gleiche berichten auch Sportler, die mikrodosiertes Acid getestet haben. Manche sagen, man fühle sich fitter, ausgeglichener, motivierter und mutiger, man traue sich mehr zu, ohne sich dabei zu überschätzen. LSD-Microdosing kann offensichtlich bei einer wachsenden Anzahl von Usern das Durchhaltevermögen verbessern und müsste in diesem Fall als Doping gelten. Andererseits existiert auch hier das Phänomen der punktuellen Ermattung und Müdigkeit bei manchen Anwendern.

LSD-Microdosing und Social Media

James Oroc berichtet über einen interessanten Effekt des Microdosings mit LSD: Offenbar wenden Probanden infolge der Praxis deutlich weniger Zeit dafür auf, auf ihren Smartphones ihre Social-Media-Kontakte und -Nachrichten zu checken als vor dem Microdosing – manche empfinden diese Gewohnheit sogar als Zeitverschwendung (Oroc 2018: 179).

Beim Liebesspiel ist ein gesteigertes Durchhaltevermögen durchaus erwünscht, gerade bei Männern. Auch hier finden sich User aus dem psychedelischen Untergrund, die bestätigen, dass LSD-Microdosing nicht nur die Dauer des sexuellen Akts zu verlängern in der Lage ist, sondern auch die körperliche Empfindsamkeit und das Einfühlungsvermögen dem Partner gegenüber steigert oder steigern kann.

Einige Anwender berichteten mir davon, dass sie während Microdosingphasen mit LSD, AL-LAD bzw. 1P-LSD intensivere Träume haben (»Die Träume fühlen sich dann so echt und klar an«, »Das Traumerleben ist intensiviert und irgendwie schärfer kontrastiert«, »Träume sind besser greif- und erlebbar«) und sich die Trauminhalte nach dem Erwachen besser merken konnten, als dies im Normalzustand der Fall sei. Damit könnte mikrodosiertes LSD bei manchen Personen sich positiv auf Versuche luziden Träumens (Klarträumens) auswirken.

Imperial College: Klinische Studie zu Microdosing

Ein Forschungsteam um **David J. Nutt** vom Imperial College in London hat vor (Stand Januar 2019), in Kooperation mit der Beckley Foundation eine klinische Studie über die eventuellen Vorteile von niedrig dosiertem LSD und Microdosing durchzuführen. Initiantin der Studie ist **Amanda Feilding**, Geschäftsführerin der Beckley Foundation und Förderin psychedelischer Forschung.

»Die Studie wird doppelblind sein und mit einer Placebokontrollgruppe arbeiten. An vier Studientagen werden 20 Teilnehmer untersucht. Jeden Tag erhalten die Freiwilligen eine von vier möglichen Dosen LSD (0, 10, 20 oder 50 mcg), erledigen dann eine Reihe von Aufgaben, beantworten Fragen und lassen ihr Gehirn scannen. Jeder Test ist darauf ausgelegt zu sehen, wie sich die Drogen auf die kreativen und kognitiven Fähigkeiten des Menschen auswirken. Die Forscher untersuchen auch, wie Microdosing die Kommunikation innerhalb und zwischen Gehirnnetzwerken beeinflussen kann« (Passie 2019).

So weit die Vorzüge durch mikrodosiertes LSD, wie sie Nutzer beschreiben. Der Psychedelika-Forscher James Fadiman gliedert die Wirkungen, die durch Microdosing mit LSD, aber auch mit Psilocybin/Psilocin sowie anderen Psychedelika herbeigeführt werden können, in vier Bereiche: Gefühl, Intellekt, Körper und Beziehungen. Beispiele für eine Verbesserung emotionaler, gefühlsmäßiger und intellektueller Natur haben wir oben bereits kennengelernt. Auf der körperlichen Ebene hat mikrodosiertes LSD zahlreichen Berichten zufolge mitunter die Eigenschaft, gewöhnliche Kopfschmerzen, aber auch Migräne und Clusterkopfschmerz zu lindern. Auch Menstruationsschmerzen können gelindert werden oder sogar ganz verschwinden; manche Frauen berichten, dass ihre früher nur unregelmäßige Periode durch LSD-Microdosing wieder in den Rhythmus gekommen sei. Sogar Stottern und sonstige Probleme beim Sprechen sollen nach Berichten aus dem psychedelischen Untergrund durch Mikromengen Acid schon deutlich verbessert worden sein.

Neben den mannigfaltigen Reports, die mikrodosiertem LSD positive Wirkungen auf das Alltagsbewusstsein attestieren, existieren jedoch auch gegenteilige Erfahrungen, die nahelegen, dass LSD in Mikrodosierung keine signifikanten Effekte zu bewirken vermag.

Im Rahmen einer Studie zur veränderten Zeitwahrnehmung unter mikrodosiertem LSD (siehe Kasten) untersuchte eine Forschergruppe um Steliana Yanakieva, inwieweit sich geringste bis geringe Dosierungen des Moleküls auf die Wahrnehmung auswirken.

48 gesunde Probanden (44 Prozent weiblich und 56 Prozent männlich) zwischen 55 und 75 Jahren erhielten zu diesem Zweck

LSD-Microdosing und veränderte Zeitwahrnehmung

Wie bekannt ist, hat LSD in psychoaktiven Dosierungen mitunter eine deutlich veränderte Zeitwahrnehmung zur Folge. Häufig wird die Zeit unter LSD-Einfluss verzerrt wahrgenommen. So scheint sie in vielen Fällen langsamer zu vergehen, manche User berichten sogar davon, dass auf hohen Mengen LSD die Zeit mitunter vollständig stillzustehen scheint. Eine placebokontrollierte Studie von 2018 mit mikrodosiertem LSD sollte den Einfluss des in kleinsten Mengen applizierten Moleküls auf die Zeitwahrnehmung – und damit auf »eine Reihe psychologischer Funktionen, die ein präzises Intervalltiming erfordern« – untersuchen (Yanakieva et al. 2018).

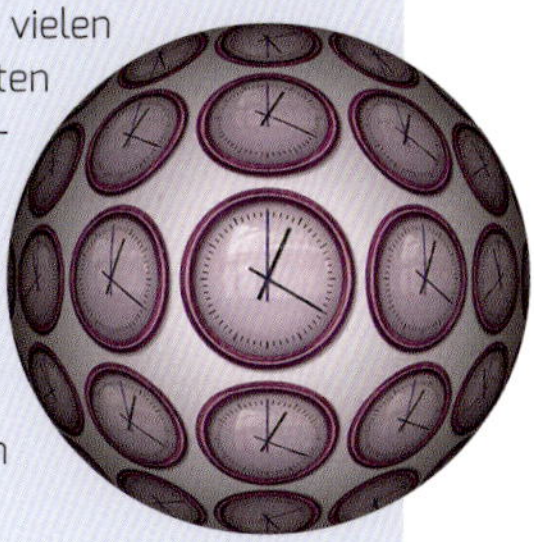

»Die Interpretation dieser Forschung wird jedoch durch methodische Einschränkungen und die Schwierigkeit behindert, direkte neurochemische Wirkungen auf das Intervalltiming von indirekten Effekten zu trennen, die auf veränderte Bewusstseinszustände zurückzuführen sind« (ebd.).

Die Untersuchung »war Teil einer größeren klinischen Studie, in der die Sicherheit und Verträglichkeit von mikrodosiertem LSD bei gesunden Teilnehmern untersucht wurde« (ebd.) und hatte ein randomisiertes, doppelblindes, placebokontrolliertes Design zur Grundlage, um die Auswirkungen von mikrodosiertem LSD auf die Zeitwahrnehmung zu untersuchen.

Älteren Erwachsenen wurde nach dem Zufallsprinzip entweder ein Placebo (destilliertes Wasser) oder eine von drei LSD-Mikrodosen (5, 10 und 20 µg) appliziert. Etwa drei Stunden nach der Applikation führten die Probanden eine zeitliche Reproduktionsaufgabe durch, die sich über Subsekunden- und Suprasekundenintervalle (800–4000 ms) erstreckte. Kurz gesagt, wurde den Studienteilnehmern für eine gewisse Zeitspanne ein Kreis gezeigt, dessen Verweildauer auf der Leinwand sie sich merken sollten. Anschließend war von den Probanden gefordert, die gemerkte Dauer mittels einer Computertastatur (Drücken der Leertaste zu Beginn und zum Ende des Intervalls) nachzuempfinden.

»Das LSD veränderte die Selbsteinschätzung der Probanden hinsichtlich Wahrnehmung, Denkweise und Konzentration nicht, dafür aber zuverlässig das Zeitgefühl für Intervalle von 2000 ms und länger, wobei diese Effekte bei der 10-Mikrogramm-Dosierung am stärksten ausgeprägt waren« (ebd.).

Die Ergebnisse deuten darauf hin, dass mikrodosiertes LSD eine Ausdehnung der Zeitwahrnehmung induziert, ohne eine subjektive Veränderung des Bewusstseins herbeizuführen.

verschiedene Mikrodosierungen LSD oder ein Placebo. Die Teilnehmer bekamen alle drei Tage sechs Einzeldosen von 5 µg (Gruppe 1), 10 µg (Gruppe 2), 20 µg (Gruppe 3) oder ein Placebo (Gruppe 4). Die Dosierung erfolgte jeweils vor einem standardisierten Frühstück. An den Dosiertagen durften die Teilnehmer dann auch keinen Kaffee trinken, um etwaige Effekte nicht zu verfälschen.

Zur Auswertung der entsprechenden Parameter beantworteten die Probanden jeweils vor und nach der Dosierung anhand einer Visuellen Analogskala (VAS) von 0 bis 100, ob sie sich berauscht oder anderweitig verändert fühlten, und beurteilten überdies ihre Konzentrationsfähigkeit. Obwohl es kleine numerische Unterschiede für einige subjektive LSD-Effekte gab, lag keiner davon über dem Zufallsniveau. Die Studie ergab schließlich, dass mikrodosiertes LSD zu keinen signifikanten Wahrnehmungsveränderungen führt (YANAKIEVA et al. 2018).

Auf der anderen Seite sind da aber wieder Einzelfälle aus der wissenschaftlichen Praxis, die doch eine gewisse Wirksamkeit von mikrodosiertem LSD zu belegen scheinen, insbesondere, wenn die Versuchspersonen entsprechend prädisponiert sind. So berichtete Hanscarl Leuner in seinem 1962 erschienenen Buch *Die experimentelle Psychose* von einer »hysterischen Hausfrau«, die nach Applikation von 10 Mikrogramm LSD unter ihrem Bett eine Hexe halluzinierte und daraufhin in einen nur schwer wieder in den Griff zu bekommenden Erregungszustand geriet (LEUNER 1962; vgl. auch GARTZ 2003 und Seite 104 in diesem Buch).

Spirituelle Transformation

Der US-amerikanische Neurowissenschaftler **Bruce Eldine Morton**, emeritierter Professor für Biochemie und Biophysik an der University of Hawaii School of Medicine, hat nach eigenen Angaben durch LSD-Microdosing eine tiefgreifende spirituelle Transformation erfahren, die unter anderem eine Überwindung und Transzendierung seines Egos zur Folge hatte. Davon und von seinen aus dem Microdosing gewonnen Erkenntnissen über die Notwendigkeit eines umfassenden Paradigmenwechsels berichtet Morton in seinem 2017 erschienenen Buch *Neurorealism: Paradigm-Shift Revelations from LSD Microdosing* (384 Seiten, Megallith Books) www2.hawaii.edu/~bemorton

Erfahrungen mit 1P-LSD

Im Forum »Land der Träume«, einer Internet-Plattform zum Austausch von Psychonauten (land-der-traeume.de), finden sich diverse anonymisierte Erfahrungsberichte und Kommentare zum Microdosing mit 1P-LSD. Hier eine Auswahl, orthografisch leicht angepasst und korrigiert:

»Bisher habe ich es erst 6-mal getestet, davon 4-mal hintereinander ohne jegliche Nebenwirkungen. (...)

12,5 µg waren bei mir definitiv zu hoch angesetzt als erster Test. Und dann war das mit dem Konzentrieren vorbei. Ich hatte große Pupillen und meine Arbeitslust ging gegen Null. Konzentrieren fiel mir da extrem schwer.

10 µg ließen mich sehr kreativ arbeiten, leicht veränderte Pupillengröße und -reaktion.

6,25 µg waren toll zum Arbeiten, sehr konzentriert. Meine Pupillen waren komplett unauffällig.

3,1 µg waren evtl. etwas zu wenig für einen ordentlichen Effekt. Jedoch war ich dennoch sehr konzentriert am Arbeiten.

Im Internet findet man Dosisangaben von 5–25 µg LSD. Ich hatte definitiv ab 12,5 µg schon spürbare psychedelische Effekte. Zwar nur sehr, sehr mild, aber sie waren da.«

»Für mich sind 12,5 µg optimal, wenn ich Sachen erledigen muss oder will, um konzentriert und motiviert zu sein und tiefer in die Materie eintauchen kann. Habe ich keine festen Pflichten oder Vorhaben, sind 20 µg optimal für mich. Meine Stimmung ist da deutlich gehoben, soziale Interaktion ist leicht bzw. macht regelrecht Spaß (was nüchtern bei mir oft nicht der Fall ist). Oft kommen dann Menschen auch vermehrt auf mich zu, was vielleicht an der ausgestrahlten Gelassenheit liegt. Die Wahrnehmung ist deutlich intensiviert, ohne dass es anstrengend oder überfordernd werden könnte (aber viel Luft nach oben ist da in meinem Fall glaube nicht, fühlt sich wie so eine Schwelle an).

Man hat ein gutes Gespür, auf was für Situationen / Menschen man Lust hat und kann dem intuitiv folgen, was oft zu schönen Erlebnissen führt. Ich finde Microdosing mit 1P-LSD sehr interessant und auch irgendwie heilend, was soziales Verhalten angeht.«

»Ich beschäftige mich jetzt schon seit einer kleinen Weile mit Microdosing und hab auch schon ein paar kleine Experimente mit einer 1P-LSD-Lösung durchgeführt, jedoch nicht über einen längeren Zeitraum als 3 Tage. Dabei habe ich eine Dosierung von 15 µg als perfekt empfunden, aber: ich war zu Hause und nicht in Alltags-/Arbeitsatmosphäre. Und meine Konzentrationsfähigkeit war bei der Dosis auch eher etwas eingeschränkt, alles sah so hübsch aus und Gespräche mit Freunden waren viel zu interessant, um irgendetwas von dem anzugehen, was ich mir vorgenommen hatte. Wenn ich mich dann aber auf eine dieser Beschäftigungen einließ, war ich unendlich fokussiert, und es war eine reine Freude, selbst wenn die Tätigkeit normalerweise eher trocken und langweilig gewesen wäre. Die traumintensivierende Wirkung kann ich nur bestätigen. Ich hatte selten so lange, zusammenhängende und erinnerbare Träume wie nach einer Microdose.«

Pilze & Psilocybin

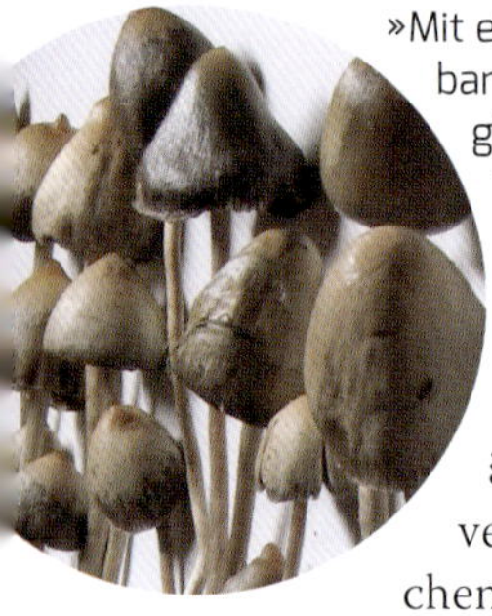

»Mit einer Mikrodosis machst du dir die nützlichsten und nutzbarsten Wirkungen von Psilocybin zu eigen und umgehst gleichzeitig diejenigen Effekte, die dich von der Welt der funktionierenden Menschen entfremden.«

VIRGINIA HAZE et K. MANDRAKE, 2016: 331f.

Microdosing mit Psilocybin-Pilzen fällt sehr ähnlich aus wie mit mikrodosiertem LSD. Meist verwenden User nur kleine Stengel- oder Hutstückchen eines Psilocybin-Pilzes, zum Beispiel der Arten *P. cyanescens, azurescens* oder *cubensis.* Grundsätzlich eignen sich alle psilocybinhaltigen Pilze zum Microdosing, die individuelle Dosierung muss wie bei Acid erst ermittelt werden. Wie LSD werden auch Psilocybin-Pilze im Untergrund verwendet, um Kopfschmerzen verschiedener Couleur und auch Menstruationsbeschwerden zu behandeln. Geringe Mengen Pilze können bei vielen Anwendern Stimmung und Konzentration verbessern, ohne psychedelisch zu wirken. Selbstverständlich sind Psilocybin oder Psilocin eleganter und besser zu dosieren, wenn die Reinsubstanz vorliegt. Da aber die wenigsten Anwender darüber verfügen, verwenden die meisten Experimentatoren getrocknetes Material von *Psilocybe*-Fruchtkörpern oder -Sklerotien (»Trüffel«).

Das Buch *The Psilocybin Mushroom Bible* von Virginia Haze und K. Mandrake (Pseudonyme) ist 2016 erschienen und präsentiert ein eigenes Kapitel zum Microdosing mit Psilocybin-Pilzen. Die Autoren fassen zusammen, welche Effekte die mikrodosierte Anwendung von Psilocybin-Pilzen herbeiführt. Es sind im Grunde die gleichen, wie sie auch beim Microdosing mit LSD erreicht werden können: Stimmungsaufhellung und Verbesserung des allgemeinen Befindens, Steigerung des ästhetischen Empfindens – »... plötzlich fällt dir die großartige Beleuchtung deines Lieblingscafés auf ...« (Seite 332) –, wie auch die Linderung von Depressionen, Zwangsneurosen, AD(H)S, Ess- und Angststörungen etc. Das alles »macht Psilocybin zu einer potenziell brauchbaren Alternative zu den Serotonin-Wiederaufnahmehemmern (SSRI), die normalerweise in solchen Fällen verordnet werden« (ebd.), nur dass Psilocybin eben nicht dieselben Nebenwirkungen induziert, wie die herkömmlichen Pharmaka es in manchen Fällen tun (Suizidgedanken, sexuelle Dysfunktion, Unruhe, intrakranielle Blutungen usw.).

Verglichen mit mikrodosiertem LSD finden die Autoren, dass das »Körper-High einer Mikrodosis Pilze weniger intensiv und besser zu handhaben ist, als es bei Acid der Fall ist« (Seite 332f.). Allerdings fühlen sie sich generell eher zu Pilzen hingezogen als zu LSD: »Wir ziehen das Microdosing mit Pilzen jenem mit LSD vor, denn wir bevorzugen Pilze im Allgemeinen« (ebd.).

Bezogen auf die Dosierung der Psilocybin-Pilze kommt es immer darauf an, welche Art oder welchen Strain man verwendet. Psilocybin-Pilze weisen, abhängig von der Spezies, aber auch von den standortbedingten Wirkstoffschwankungen, durchaus unterschiedliche Quantitäten an Psilocybin, Psilocin und anderen Tryptaminderivaten auf (Baeocystin, Norbaeocystin).

Haze und Mandrake empfehlen, mit 100 Milligramm Fruchtkörpermaterials (getrocknet) zu beginnen und sich langsam an die individuelle Dosis heranzutasten. Meine Empfehlung ist allerdings eine andere. Wer noch niemals Psilo-Pilze mikrodosiert hat, sollte lieber mit etwa 30 bis 50 Milligramm getrocknetem Fruchtkörper beginnen und genau beobachten, welche Effekte sich einstellen, wenn überhaupt welche resultieren. Denn Haze und Mandrake ziehen als Referenzwert Pilze heran, die »zwischen 0,75 und 1 Gramm einen intensiven Trip herbeiführen« (Seite 334).

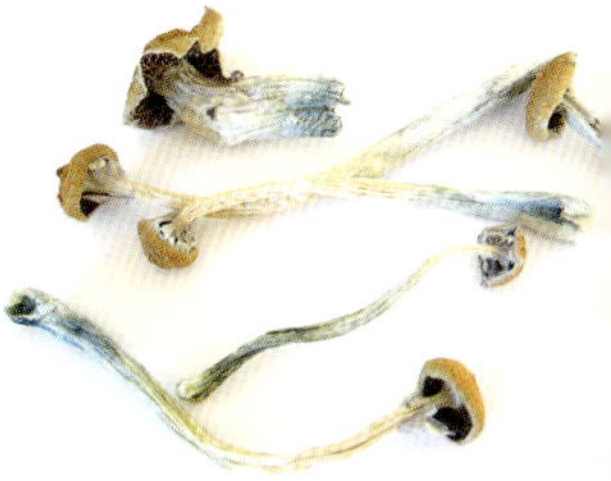

Getrocknete Psilocybe cubensis

Diese Aussage ist sehr ungenau und berücksichtigt beispielsweise nicht das Alter der Fruchtkörper, deren Lagerung und vor allem nicht die individuelle Empfänglichkeit des Anwenders. Hierzulande würde man sagen, dass beispielsweise *Psilocybe cyanescens* in einer Menge von etwa einem Gramm hochwirksame Effekte zeitigt. *Psilocybe azurescens* hingegen ist deutlich potenter als *P. cyanescens* und wird dennoch ebenfalls in einer Dosis von einem Gramm für eine vollwertige psychedelische Erfahrung verwendet.

Ob der Psychonaut also ein Gramm *P. cyanescens* oder ein Gramm *P. azurescens* für ein psychedelisches Erlebnis wählt, ist von seiner Präferenz und Empfänglichkeit abhängig. Daher lautet der Tipp für Vorsichtige: lieber immer mit einer minimal möglichen Menge beginnen und sich vorsichtig an die gewünschte Dosierung heranarbeiten.

Haze und Mandrake erklären und empfehlen im weiteren Verlauf die Herstellung einer alkoholischen Pilztinktur, mit der «ziemlich genau» dosiert werden kann – allerdings wieder nur auf der Basis von Experimenten und Erfahrungswerten, denn kaum jemand weiß, welche Mengen Wirkstoffs in den Fruchtkörpern tatsächlich enthalten sind. Für den Extrakt empfehlen die Autoren 10 Gramm Pilzmaterial in 20 Millilitern Alkohol auszuziehen, »sodass 1 Milliliter etwa 0,5 Gramm Pilzmaterial enthält. Um Mikrodosen daraus herzustellen, nehmen wir 2 Milliliter des Extrakts und geben diese in 100 Milliliter Orangensaft« (Seite 334). Das fertige Gemisch soll dann in 10-Milliliter-Portionen aufgeteilt und beispielsweise in Eiswürfelformen gegeben und eingefroren werden. »Am Ende hat man zehn separate Mikrodosen zu je 0,1 Gramm Pilz hergestellt« (Seite 335).

Die empfohlene Microdosing-Frequenz sehen die Autoren wie beim LSD in einem dreitägigen Intervall, also einen Tag mikrodosieren und dann zwei Tage Pause. Dies soll die besten und sinnvollsten Effekte zur Folge haben.

Microdosing mit Psilocybin-»Trüffeln«

Eine Studie von Luisa Prochazkova et al., die mit Teilnehmern einer Microdosing-Konferenz der Dutch Psychedelic Society in den Niederlanden arbeitete, hatte zum Ziel, »das kognitionsfördernde Potenzial von mikrodosierten Psychedelika bei gesunden Erwachsenen quantitativ zu untersuchen« (Prochazkova et al. 2018). Von den 80 Teilnehmern der Konferenz willigten 38 Personen spontan ein, an der Untersuchung teilzunehmen. Die Studie wurde offen (nicht verblindet) angelegt, also ohne placebobasierte Kontrollgruppe. Dabei wurden jeweils drei Denkaufgaben zunächst ohne, später mit Mikrodosierungen psychoaktiver Sklerotien getestet.

> »Teilnehmern mit einem niedrigen Körpergewicht wurde empfohlen, 0,22 Gramm der getrockneten Trüffel einzunehmen. Für Probanden mit einem durchschnittlichen Körpergewicht lautete die Empfehlung 0,33 Gramm und für Teilnehmer mit hohem Körpergewicht 0,44 Gramm Trüffel« (ebd.).

Im Durchschnitt nahmen die Probanden also etwa 0,37 Gramm *Psilocybe*-Sklerotien einer nicht spezifizierten Art ein.

Hauptaugenmerk legten die Forscher auf das konvergente, also lineare, rational-logische Denken wie auch auf divergente Denkleistungen (experimentelle, offene, nicht systematische Denkweise) sowie auf die fluide Intelligenz (Lösung von Problemen, logisches Denken, »Alltagsintelligenz«). Das Ergebnis: Im Rahmen der Untersuchung zeigte sich, dass konvergentes und divergentes

Was sind Psilocybin-»Trüffel«?

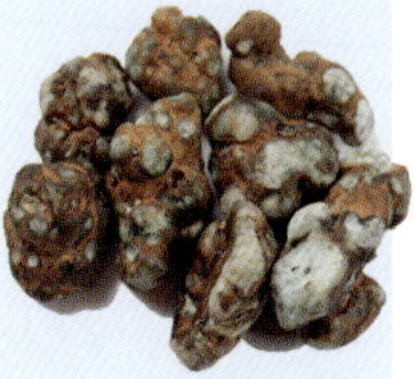

Sklerotien

Die sogenannten Zaubertrüffel sind in Wirklichkeit keine Trüffel, sondern **Sklerotien** von *Psilocybe*-Pilzen, also unterirdisch wachsende Myzelverdickungen, die genauso Teil des Pilzes sind, wie die oberirdisch erscheinenden Fruchtkörper. Das Sklerotium eines Pilzes enthält dieselben Inhaltsstoffe, die auch im Fruchtkörper nachgewiesen werden können. So sind die sogenannten **Magic Truffles,** die Zaubertrüffel (»Philosopher's Stone«), vollwertige Träger der Moleküle Psilocybin, Psilocin und Baeocystin/ Norbaeocystin.

Nicht alle Spezies der Gattung *Psilocybe* bilden jedoch Sklerotien aus. Zuerst wurde diese Eigenart bei *Psilocybe mexicana* entdeckt. Auch *Psilocybe tampanensis* und *Psilocybe atlantis* haben die Angewohnheit, Sklerotien auszubilden, Zaubertrüffel werden dann jedoch in der Regel nicht mit ihrem Gattungsnamen bezeichnet, sondern zum Beispiel als *Sclerotia tampanensis, Sklerotia mexicana* usw. Im übrigen bilden einige ebenfalls Psilocybin enthaltende *Panaeolus*-Arten (Düngerlinge) ebenso Sklerotien aus, zum Beispiel *Panaeolus cyanescens,* die jedoch nicht so üppige Formen annehmen, wie dies bei den *Psilocybe*-Arten der Fall ist.

Durch den engagierten Einsatz einiger Liebhaber hat sich im Lauf der Zeit eine Vielzahl neuer Zuchtformen etabliert, von denen die meisten in Holland ihren Ursprung haben, so beispielsweise *Psilocybe mokum* (Mokum = Syn. Amsterdam), *Psilocybe utopia* und *Psilocybe hollandia.*

Denken unter Einfluss mikrodosierter *Psilocybe*-Sklerotien verbessert wurde, während die fluide Intelligenz nicht beeinträchtigt war, aber auch nicht verbessert wurde. Unterm Strich sind sich die Forscher aber einig, dass eine weitere placebokontrollierte Studie mit den »Trüffeln« notwendig ist, um genauere Ergebnisse zu erhalten.

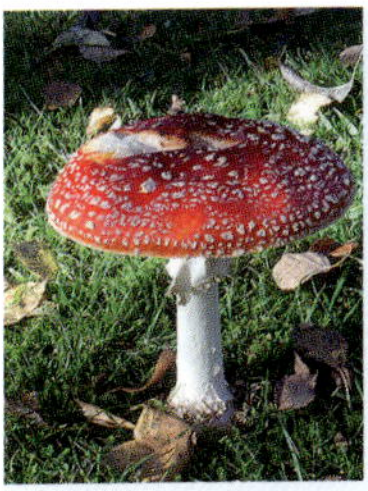

Isoxazol-Microdosing mit dem Fliegenpilz

Auch der Fliegenpilz kann mikrodosiert werden. So stellen Psychonauten aus Minimengen des getrockneten Fruchtkörpers von *Amanita muscaria* Rauch- und Räuchermischungen her, die den Rauch insgesamt nicht nur weicher werden lassen, sondern auch eine gewisse stimulative und erotisierende Note hinzufügen (persönliche Mitteilung CHRISTIAN RÄTSCH 2004).

Meskalin

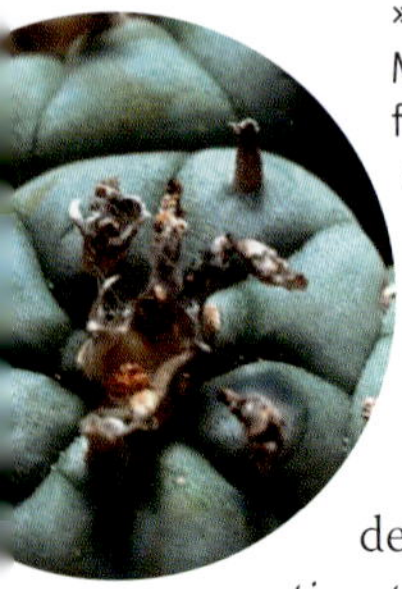

»Die ersten Informationen über eine Schwellendosis für Meskalin wurden von Marshall berichtet (1937: 290), der feststellte, dass mit Meskalinsulfat bis zu einer Dosis von 0,05 mg ‚keine ausgeprägten Symptome erzeugt wurden'. Nach Ansicht des Autors verändert sich über dieser Schwelle die visuelle Wahrnehmung etwas und die Nachbilder werden verlängert.« TORSTEN PASSIE, 2019

Der US-Amerikaner Bernard Copley ist Autor der Broschüre *Hallucinogenic Drugs and Their Application to Extra-Sensory Perception* sowie ein früher Hersteller und Verkäufer von LSD (wofür er 1963 zusammen mit seinem »Komplizen« Bernard Roseman zu einer Haftstrafe von 17 Jahren verurteilt wurde). Copley unternahm Experimente mit Mikrodosen Meskalin – er nahm zwei Monate lang jeden Morgen 50 Milligramm des Wirkstoffs und berichtet:

»Sechzig Tage lang nahm ich um acht Uhr morgens ein Zwanzigstel eines Gramms Meskalin. An bestimmten Tagen, wenn ich etwas mehr als sonst gegessen hatte oder ein wenig müde war, konnte ich nicht erkennen, dass ich es überhaupt genommen hatte. An anderen Tagen, an denen der Energiekreislauf höher als gewöhnlich war, oder an denen ich wenig oder gar nichts aß, erreichte es fast den Punkt, an dem ich die tägliche Arbeit oder den Kontakt mit Menschen nicht fortsetzen wollte. Das Gefühl der kleinen Dosis ist nur ein Gefühl des Wohlbefindens« (COPLEY 1962, PASSIE 2019).

Interessanterweise berichtet Copley über das Ausbleiben einer Toleranz, obwohl er während der gesamten Versuchsphase täglich Meskalin-Mikrodosen zu sich genommen hatte.

Im Rahmen einer Studie, die Mitte der 60er Jahre publiziert wurde, verabreichte ein Forscher (KREPPEL 1964) einer Gruppe von Probanden Dosierungen von 60 bis 90 Milligramm Meskalin und beobachtete, welche Symptome vereinzelt daraus resultierten, »darunter Bewegungs- und Sprechdrang, Verlangsamung der Reaktionen, Einschlafneigung, Zeitveränderungen, Kopfschmerzen, Magenleiden, Pulsbeschleunigung, Tinnitus, Speichelfluss und erhöhte Sinnesempfindlichkeit« (PASSIE 2019). Positive Auswirkungen auf die Kreativität der Versuchsteilnehmer wurden trotz geeigneter Tests übrigens nicht festgestellt (ebd.).

Nachdem ich in einigen Folgen meines Youtube-Videocasts *Drug Education Agency* mehrfach von Erfolgen des Tryptamin-Microdosings bei Migräne- und Clusterpatienten berichtet hatte, meldeten sich diverse User bei mir, die über eine analoge Wirksamkeit von Meskalin berichteten. Diesen Reports aus der psychedelischen Bewegung zufolge verwenden Patienten, die an Meskalin gelangen, im Bedarfsfall 10 bis 40 (50) Milligramm der Substanz zur Behandlung von Migräne, Cluster- und anderen Kopfschmerzen. Die Effekte sollen dabei genauso wirksam sein, wie es bei LSD und Psilocybin/Psilocin der Fall ist. Ein Anwender schrieb:

»Wenn ich morgens mal wieder mit Migräne erwache und spüre, dass der Anfall sich richtig manifestiert, nehme ich kleine Portionen Meskalin in Wasser aufgelöst zu mir. Keinesfalls mehr als 50 Milligramm. Interessanter- wie dankenswerterweise verschwinden die Migränesymptome dann innerhalb von 30 bis 45 Minuten. Habe ich eine richtige psychedelische Session gemacht, dann bleibt auch die Migräne meist für Wochen bis Monate komplett aus.«

San-Pedro-Chips Torsten Passie berichtet in seinem Microdosing-Buch vom US-amerikanischen Drogenforscher **K. Trout,** dessen Freunde aus Peru es sich zur Angewohnheit gemacht hatten, dünne Scheiben des San-Pedro-Kaktus *Trichocereus pachanoi* zu schneiden und diese zu trocknen, bis sie die knusprige Konsistenz von Kartoffelchips angenommen hatten. Diese »Chips« knabberten die Experimentatoren dann zum Fußball – sowohl als Zuschauer wie auch als Spieler –, um sich die stimulative Wirkung des niedrig dosierten Meskalinkaktus zunutze zu machen. Trout selbst testete dies ebenfalls, und zwar als Unterstützung bei Wandertouren. Er befand, dass die Meskalinchips zwar leicht stimulative Effekte erzeugten, jedoch auch einen störenden, ablenkenden Charakter aufwiesen, und stellte seine Versuche damit ein (Passie 2019).

Dimethyltryptamine & Verwandte

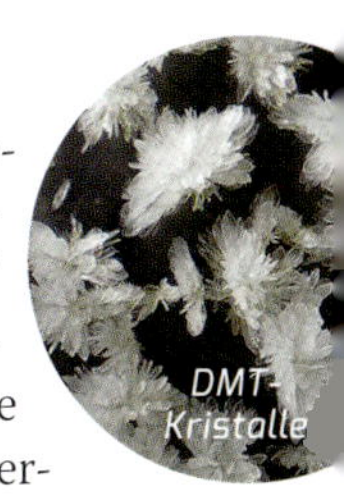
DMT-Kristalle

Die Substanzen des DMT-Komplexes gehören zu den Tryptaminen und sind eng verwandt mit den oben beschriebenen »klassischen« Psychedelika LSD und Psilocybin/Psilocin (Psilocybin und Psilocin sind selbst DMT-Formen, nämlich 4-PO-DMT bzw. 4-HO-DMT). Insbesondere *N,N*-DMT (Dimethyltryptamin) selbst, aber auch die verwandten Substanzen 5-Methoxy-DMT (5-MeO-DMT), Bufotenin (5-HO-DMT) etc. können ebenfalls in Mikrodosierungen eingenommen werden und führen zu unterschiedlichen Effekten.

Es gibt Anwender, die mit DMT dieselben Effekte herbeiführen, wie sie oben mit LSD und Pilzen bzw. den Pilzwirkstoffen beschrieben sind, also die Bekämpfung von Kopfschmerzen, Behandlung von depressiven Störungen, Leistungssteigerung usw.

DMT-Mikrodosen in der »Changarette«

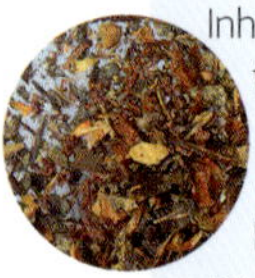

Raucht man die DMT- und Beta-Carbolinhaltige Rauchmischung Changa im Joint (entweder als Zusatz zum klassischen Cannabis- und Tabakjoint, zum Purjoint oder auch mit anderen rauchbaren Kräutern), so kann schon die Inhalation von extrem geringen Mengen des Blends zu visionären Effekten führen. Standardmäßig geben viele Psychonauten um die 100 Milligramm Changa in eine Zigarette (die durchschnittliche Normaldosis für eine Person, die das Material in der Pfeife raucht oder vaporisiert). Diese wird dann in einer Runde von mehreren Personen gemeinsam geraucht. Schon 2 bis 3 Züge von einer »Changarette«, die 30 bis 40 Milligramm Changa enthält, können zu ersten visionären Wirkungen führen. Der Zusatz an Beta-Carbolinen (Pflanzenmaterial von *Banisteriopsis caapi* oder Extrakt von Steppenraute-Samen) potenziert die DMT-Effekte deutlich.

Allerdings ist die nur sehr kurze Wirkdauer der Dimethyltryptamine nicht besonders vorteilhaft, um sie beispielsweise längerfristig in den Alltag zu integrieren.

Aber es existieren auch andere Anwendungen von mikrodosiertem DMT, die wieder eher in Richtung der visionären Effekte gehen. Denn DMT selbst kann in minimalen Mengen verwendet werden, um einen »Instant-Psilocybintrip« herbeizuführen, der nur kurz anhält beziehungsweise so lange, wie der Konsument es will. Es gibt Reports aus dem psychonautischen Untergrund, in denen vom Rauchen oder Verdampfen von etwa 2 bis 10 Milligramm DMT berichtet wird, was dann zu einem sehr pilzähnlichen kurzen Trip von etwa einer Viertelstunde Dauer führen kann. Durch abermaliges Ziehen am Verdampfer oder an der Pfeife kann diese Wirkung von geübten Anwendern annähernd beliebig oft verlängert und auch intensiviert werden (Berger 2017a: 24f.):

»Als geübter DMT-Raucher führe ich mit einer Art DMT-Micro-Dosing und einer guten Portion Geschicklichkeit im Umgang mit Pfeife und Feuer einen ‚Mini-Pilztrip' herbei, der sich tatsächlich sehr ähnlich anfühlt wie ein Psilocybintrip, jedoch deutlich kürzer wirkt, nämlich etwa 5 bis 10 Minuten. Um dies zu bewerkstelligen, passe ich auf, das DMT in der Pfeife (das auf einem Trägermaterial liegt, am liebsten mag ich es auf Asche vorher verbrannter Pflanzen) nicht mit der Flamme des Feuerzeugs in Berührung kommen zu lassen, sondern das DMT mittels Hitze zum Verdampfen zu bringen. Als Menge wähle ich eine Portion von maximal einer halben Stecknadelkopfgröße. Dies bringt bei korrektem Umgang keinen DMT-Durchbruch – dafür ist die Menge zu gering – dafür aber einen Kurztrip, der sich, wie gesagt, sehr nach Psilocybin anfühlt und höchstens zehn Minuten andauert. Ich nenne dies den Pilztrip für die Mittagspause. Mittels mehrerer Züge kann ich die Zeit auch immer wieder verlängern, weil DMT so gut wie keine Toleranz aufbaut« (Berger 2017a: 325).

Auch der US-amerikanische DMT-Forscher Rick Strassman beschreibt in seinem Buch *DMT – Das Molekül des Bewusstseins* die Effekte von DMT-Microdosing, wenn es intravenös injiziert wurde:

»Geringere Dosierungen von DMT wie z.B. 0,1 und 0,05 mg/kg hatten normalerweise keine psychedelischen Wirkungen, wirkten aber auf die Psyche ein. Hier ließen sich Auswirkungen auf die Gefühle und körperliche Auswirkungen beobachten. Einige besonders sensible Personen verspürten jedoch auch bei diesen niedrigen Dosierungen deutliche psychedelische Wirkungen und reagierten auch körperlich auf die Substanz; tatsächlich sind einige der Freiwilligen aus dem Projekt ausgeschieden, weil ihnen die Wirkung von 0,05 mg/kg zu intensiv war« (STRASSMAN 2004: 203).

Mit 5-MeO-DMT ist dies ein wenig heikler, weil diese Substanz deutlich potenter ist als DMT an sich; dem Autor dieses Buchs sind Psychonauten bekannt, die mit 1 bis 2 Milligramm 5-MeO-DMT die gleichen Effekte provozieren wie mit einer visionären DMT-Dosis. Wichtig ist bei DMT allgemein nicht nur, wie dosiert wird, sondern auch, wie lange die inhalierten Substanzen in der Lunge verbleiben. DMT und 5-MeO-DMT sind dafür bekannt, intensivere Effekte auszuprägen, je länger man sie in der Lunge behält. So verfügt der Nutzer solcher Mikrodosierungen über gleich zwei Parameter, um mit den individuellen Mengen der eingenommenen Substanzen umzugehen: die Dosis als solche und die Verweildauer der Substanz in den Lungenflügeln.

Eine weitere Anwendung von DMT im Microdosing-Bereich ist beim Ayahuasca-Gebrauch zu beobachten. Es gibt Personen, die mit sehr geringen Mengen Ayahuasca, die alle zwei Tage eingenommen werden, über eine Verbesserung von depressiven Verstimmungen und über seelisches Wohlbefinden berichten. Allerdings klagen manche auch über Müdigkeit und Mattheit nach mikrodosiertem Ayahuasca-Gebrauch (siehe hierzu auch Seite 67 f).

Alexander Shulgin beschreibt in seinem Werk *TiHKAL* Experimente mit mikrodosiertem, intravenös appliziertem Bufotenin (5-HO-DMT), dessen eigentliche i.v.-Dosierung zwischen 8 und 16 Milligramm liegt. Shulgin versuchte 1 und 2 Milligramm sowie höhere Dosierungen. Mit 1 Milligramm i.v., appliziert über einen Zeitraum von drei Minuten, berichtet er: »Innerhalb einerMinute (von Beginn der Injektion an) hatte ich ein enges Gefühl in der Brustgegend, und mein Gesicht fühlte sich an, als sei es mit Brennnesseln gepeitscht worden, dies dauerte etwa sechs Minuten. Ich verspürte zudem eine leichte Übelkeit« (SHULGIN et SHULGIN 1997: 474). Mit 2 Milligramm Bufotenin i.v. erlebte Shulgin

Mikrodosiertes DPT Shulgin berichtet in *TiHKAL* außerdem über Versuche mit intramuskulär appliziertem Dipropyltryptamin (DPT) in Mikrodosis, gegenüber eigenen Erfahrungen mit 80 und 100 Milligramm intramuskulär, die nicht immer angenehm waren, aber deutlich visionäre Züge aufwiesen (»Ich wurde an der Hand eines weisen alten Mannes geführt, von dem ich wusste, dass er Gott war …«, S. 429). Shulgin dokumentiert:

»Studien mit niedrigeren Dosierungen von DPT (15–30 mg intramuskulär) wurden als Ergänzung zur Psychotherapie bei alkoholkranken Patienten untersucht. Die Verbesserung der Erinnerungsfähigkeit an zurückliegende Erfahrungen, die größere emotionale Ausdrucksmöglichkeit und die Selbsterforschung, verbunden mit einer durchweg kurzen Wirkdauer, machten das Medikament sehr attraktiv« (Shulgin et Shulgin 1997: 430).

Folgendes: »Ich fühlte eine Enge in Hals und Magen und es schien, als rase mein Puls, obwohl es offensichtlich keine Veränderung der Puls- und Blutdruckparameter gab« (ebd.).

Mikrodosiertes DMT hatte positiven Einfluss auf die Stimmung von Ratten. US-amerikanische Forscher erzielten mit der chronischen, intermittierenden Verabreichung von etwa einem Zehntel der psychedelischen Menge von DMT antidepressive Effekte bei weiblichen und männlichen Albino-Ratten.

«Obwohl es keine etablierte Definition dessen gibt, was eine ‚Mikrodosis' ausmacht, verwenden Menschen typischerweise 1/10 einer halluzinogenen Dosis, deshalb haben wir uns für die DMT-Verabreichung von 1 mg/kg (…) entschieden. Mehrere Hinweise deuten darauf hin, dass eine DMT-Dosis von 1 mg/kg bei Ratten subhalluzinogene Wirkungen induziert.»

Interessanterweise nahmen männliche Ratten, die mit DMT behandelt wurden, im Laufe der Studie deutlich an Körpergewicht zu. Die Forscher fassen zusammen: «Unsere Ergebnisse deuten darauf hin, dass eine psychedelische Mikrodosierung [von DMT] die Symptome von Stimmungs- und Angststörungen lindern kann» (Cameron et al. 2019).

MDMA & Co.

Das nur sehr mild psychedelisch wirksame, entaktogene und empathogene MDMA (3,4-Methylendioxy-N-Methylamphetamin, Ecstasy, E, Cadillac, Molly etc.) wird eher selten im Microdosing eingesetzt. Es gibt vereinzelte Berichte von Personen, die nach Einnahme von 10 bis 20 (30) Milligramm MDMA über ein gesteigertes Wohlbefinden und antidepressive Effekte berichten. Die Reports aus dem Untergrund halten sich hierzu allerdings in Grenzen und sind oft nicht sehr aussagekräftig.

Mir ist der Fall einer Frau bekannt, die bei völliger Drogenfreiheit zum ersten Mal in ihrem Leben aus einem Affekt heraus MDMA in Mikrodosis probierte (ohne dies zu beabsichtigen). Sie hielt den Becher einer anderen Person, weil diese sich kurz im Gebüsch erleichtern wollte, und trank, ohne darüber nachzudenken und ohne Erwartungshaltung, einen winzigen Schluck von dem mit MDMA angereicherten Eistee. Die Gesamtdosis im vollen 0,3-Liter-Becher betrug 60 Milligramm, die Frau nippte jedoch nur ganz leicht und schluckte nach eigenen Angaben »höchstens einen Teelöffel des Gebräus«. Innerhalb weniger Minuten verschärfte sich ihre Sicht, »Farben wurden leuchtender und die Konturen des vor mir stehenden Baumes beziehungsweise seines grünen Blattwerks verschärften sich deutlich, so wie ich es noch nie zuvor wahrgenommen hatte«. Der Zustand hielt etwa 20 Minuten an, eine deutliche Verbesserung der Stimmungslage sogar mehrere Stunden.

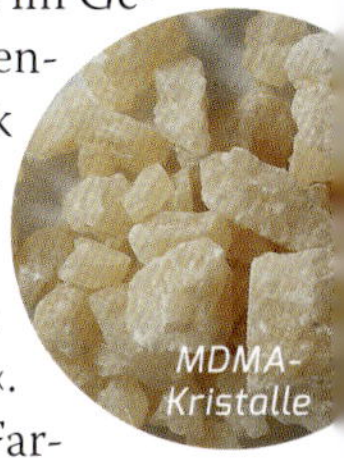
MDMA-Kristalle

Nach Angaben von Usern können MDMA ebenso wie sein Betaketo-Analogon MDMC (3,4-Methylendioxy-N-Methylcathinon; *Methylon, Ease, Explosion, Neocor*) sowie MDE (3,4-Methylendioxy-N-ethylamphetamin; *MDEA, Eve*), MDA (3,4-Methylendioxyamphetamin) und MBDB (N-Methyl-1-2-butanamin) in mikrodosierter Form zur Intensivierung des Liebesakts verwendet werden. Die Substanzen können dann leicht erotisierende und stimulierende Effekte sowie einen gesteigerten Tast- und Empfindungssinn entfalten. Mikrodosierung für alle Stoffe: 10 bis 15 (20) Milligramm.

Es gibt aber auch negative Berichte zum Microdosing mit MDMA. So berichtete die US-amerikanische Forscherin Sophia Korb gegenüber Freunden, dass sie Microdosing mit MDMA nicht empfehle, weil es zu Angstzuständen führen könne (persönliche Mitteilung).

2C-B

Anwender aus dem psychedelischen Untergrund berichten über die Wirkungen von 0,5 bis 2 Milligramm geschnupftem 2C-B (4-Brom-2,5-dimethoxyphenylethylamin), einem Phenylethylamin aus der Küche Alexander Shulgins, die offenbar eine »Schärfung der Sinneswahrnehmung und -eindrücke sowie eine Effektivität in der Bekämpfung von Kopfschmerzen« mit sich bringen. 2C-B kann in solchen Mikrodosierungen auch die Effekte anderer Psychedelika und Entaktogene leicht potenzieren oder. verändern.

Ich selber habe zu Zeiten, da 2C-B noch legal in Smartshops vertrieben wurde, zusammen mit Freunden mit geschnupften Mikrodosen des Moleküls experimentiert. Snuffs von 1 bis 2 Milligramm hatten eine leicht schärfere Sicht und Konturierung/Kontrastierung von Gegenständen, leuchtendere Farben und eine gesteigerte Laune zum Resultat, jedoch verbunden mit einem Gefühl von leichter Benommenheit, das in Wellenbewegungen kam und wieder verschwand.

2C-I-»No-Dosing« Neben Micro- und Mini- bzw. Mididosing amüsiert sich die psychedelische Bewegung über Neuschöpfungen wie »No-Dosing«, eine fiktive »Technik«, bei der überhaupt keine Substanz eingenommen wird. Alexander Shulgin liefert in seinem Werk *PiHKAL* ein schönes Beispiel für ein solches Contact-High mit 2C-I:

»Ich war bei einer Gruppensitzung anwesend, aber nur als Beobachter. Mit null Milligramm 2C-I konnte ich etwa fünf Minuten nach meiner Ankunft bei dem Treffen ein erfreuliches Plus von 2,5 erreichen und die Stimmung der Menschen, die das Material tatsächlich genommen hatten, in mich aufsaugen. Ich konnte diesen Level etwa vier Stunden halten und kam ungefähr zur selben Zeit wie die anderen wieder herunter. Es gab keine Nachwirkungen, außer einer angenehmen Schwäche« (Shulgin et Shulgin 1995: 540).

Cannabis

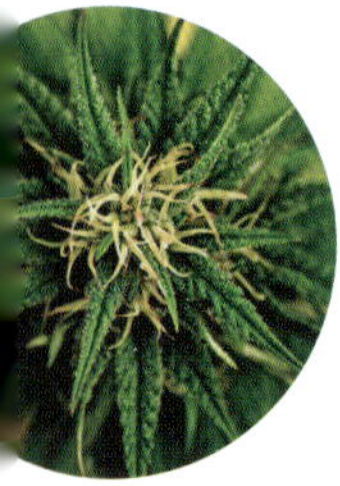

»In den USA, wo es bei einigen Leuten inzwischen bereits zum Alltag gehört, sich die Dabs gleich grammweise reinzuschaufeln, etabliert sich momentan ein Trend, der wohl eher das genaue Gegenteil des üblichen Größenwahns darstellt: es handelt sich um das Minimieren der konsumierten Mengen an THC – das Microdosing.«

Mr. Haze Amaze, 2018

Auch der Hanf eignet sich laut Berichten von Experimentatoren und Patienten für Microdosing-Anwendungen. Im Gegensatz zu LSD sieht sich der Gebraucher beim Cannabis (wie auch zum Beispiel bei Psilocybin-Pilzen) einer großen Zahl verschiedener Sorten und Strains mit differenten Wirkstoffprofilen gegenüber. Daher ist es beim Cannabis-Microdosing auch wichtig, nicht nur die jeweils individuelle Dosierung zu eruieren, sondern auch das verwendete Material (Marihuana-Strain, Haschisch-Sorte, BHO-Sorte etc.) entsprechend zu berücksichtigen.

Der anonymisierte Autor Mr. Haze Amaze hat im *Highway-Magazin* (3/2018) einen Artikel über mikrodosiertes Cannabis publiziert: »Auch beim Microdosing mit Cannabis wird darauf abgezielt, eine möglichst geringe Menge eines Wirkstoffs, in diesem Fall THC, zu konsumieren, um dadurch einen kaum bis gar nicht zu bemerkenden Rausch zu erzeugen. Das Ziel dabei ist, nur die medizinischen und therapeutischen Eigenschaften zu aktivieren« (AMAZE 2018). Wie der Autor ganz richtig bemerkt, sind auch bei mikrodosiertem Cannabis die jeweils individuellen Dosierungen zuvor herauszufinden. »So hat (...) jeder Einzelne einen anderen Minimalwert, der beim Microdosing angewandt werden sollte. (...) Vor dem Ermitteln der persönlichen Minimalmenge sollte eine Toleranzpause eingelegt werden, wie lange, entscheidet man selbst. Es sollten allerdings schon drei bis fünf Tage sein, damit das Ganze Sinn macht« (ebd.).

Mir sind Personen bekannt, die mit Mikrodosierungen von Cannabis unterschiedliche Leiden und Erkrankungen behandeln. So beispielsweise ein Cannabispatient, der unter chronischen Wirbelsäulenschmerzen leidet und zur Bekämpfung der Schmerzen mikrodosierte Haschischkügelchen isst. Er möchte die psychotropen Wirkungen des Hanfs unbedingt vermeiden, weshalb er auch nicht raucht und Cannabis ausschließlich in diesen kleinsten Dosierungen verwendet, um damit seine Schmerzen zu bekämpfen. Zu diesem Zweck isst der Patient täglich ein Haschischkügelchen, das kleiner ist als ein Stecknadelkopf, etwa in der Größe eines homöopathischen Globulus (das sind die kleinen weißen Kügelchen mit homöopathischen Potenzen unterschiedlicher Wirkstoffe). Eine psychoaktive Wirkung erfährt der Mann damit nicht, jedoch eine signifikante Verbesserung seiner Symptome. Er kann damit als »unbemerkter« Cannabispatient am normalen Leben teilhaben und seinem Job nachgehen, ohne gesellschaftliche Nachteile seiner Cannabismedizin in Kauf nehmen zu müssen.

Im Cannabis-Magazin *In.Fused* (3/2017) berichtet Autorin Anna Pasdzierny vom deutschen Arzt Sven Gottschling, der Schmerzpatienten im Kindesalter mit Dronabinol (pharmazeutisches THC) behandelt und dabei im Mikrodosierungsbereich arbeitet. Die von Gottschling verabreichten Dronabinol-Dosen werden in Tropfenform appliziert und sind »so niedrig, dass seine Patienten keine wirklichen psychotropen Nebenwirkungen verspüren. Und die milden, angstlösenden, schlafanstoßenden Effekte, die sind ja gewollt« (PASDZIERNY 2017).

Um Cannabis-Microdosing zu praktizieren, wird einfach ein kleines Stückchen Cannabisblüte oder Haschisch geschluckt, alternativ tropfenweise Dronabinol, geringste Mengen Haschischöl oder BHO usw. Eine Mikrodosis THC liegt in der Regel und je nach Empfänglichkeit des Anwenders zwischen 1 und 5 Milligramm. Patienten gaben eine ungefähr verwendete Menge von etwa 0,01 bis

Medizinalcannabis in Deutschland legal

In Deutschland ist die Verwendung von Cannabis als Medizin seit März 2017 legal – jeder Arzt darf dem Patienten auf einem Betäubungsmittelrezept Cannabispräparate und/oder Blüten verschreiben, die dann in der Apotheke gekauft werden. In manchen Fällen zahlen die Krankenkassen die Medizin, dafür müssen Patienten jedoch zuvor einen entsprechenden Antrag stellen. Das Apotheken-Cannabis kann dann nach Belieben verwendet werden, auch fürs Microdosing. Patienten, die im Besitz von medizinischen Cannabisblüten aus der Apotheke sind, können legal eigenes Haschisch oder auch BHO-Konzentrate (Butane Honey Oil) herstellen. Die einzige Krux daran ist, dass Apothekengras unglaublich teuer ist, bis 25 Euro das Gramm, je nach Apotheke.

maximal 0,05 Gramm an, also etwa 10 bis höchstens 50 Milligramm Materials, das sie herunterschlucken und mit Wasser nachspülen. Dieselbe Menge kann auch in einer Pfeife, Wasserpfeife oder im Vaporizer inhaliert werden, dann allerdings ohne Zusatz von Tabak und anderen Stoffen. Die individuelle Menge muss jeder Nutzer für sich selbst herausfinden.

Möchte man das Maximum an THC, CBD und anderen Cannabinoiden aus seinem Medizinalgras herausholen, empfiehlt es sich, das Marihuana vor dem Konsum im Backofen zu aktivieren. Die langsame und kurzzeitige Erhitzung des Materials hat nämlich zur Folge, dass die in den Blüten vorliegenden Cannabinoid-Säuren (die in vielen Fällen inaktiv sind), in ihre phenolischen und damit aktiven Formen überführt werden. Dieser Vorgang nennt sich Decarboxylierung und erfolgt für THC bei etwa 100 bis 110 Grad für zehn bis zwanzig Minuten. Erhitzt man dann weitere 60 Minuten bei 120 Grad, wird auch die CBD-Säure umgewandelt. Somit wird aus CBD-Säure (CBDA) neutrales Cannabidiol, aus THC-Säure das psychoaktive THC und so weiter.

Cannabis-Microdosing bei Hirnleistungsschwäche

Wie eine Studie von Wissenschaftlern aus Bonn und Israel herausfand, sind geringe sub-psychoaktive Dosierungen THC bei Mäusen in der Lage, altersbedingte Hirnleistungsstörungen abzumildern oder gar umzukehren. Die älteren Versuchstiere, die für die Untersuchung vier Wochen lang mit geringen THC-Dosierungen behandelt wurden, waren anschließend nicht mehr von Jungtieren zu unterscheiden. Jetzt soll erforscht werden, ob diese hirnverjüngende Wirkung auch beim Menschen zutrifft. Man kann durchaus davon ausgehen, dass dem so ist, weil beispielsweise in Altenheimen Israels, in denen kranke Bewohner mit Cannabis behandelt werden, zu beobachten ist, dass der Hanf den älteren Damen und Herren nicht nur den Appetit zurückbringt und die Schmerzen lindert, sondern sie auch mental fitter werden lässt (Bilkei-Gorzo et al. 2017).

Ist Homöopathie auch Microdosing?

Im Prinzip ist die Homöopathie eine Spielart des Microdosings, obgleich in Homöopathika zumeist (jedoch nicht immer) keine Wirkstoffe mehr nachweisbar sind. Der Kulturhanf *Cannabis sativa* war eines der ersten Homöopathika überhaupt. Der Erfinder der homöopathischen Lehre, der Mediziner Samuel Hahnemann (1755–1843), befand bereits 1797, dass Cannabis eine wirksame Medizin ist, die durchaus größerer Beachtung wert sei. Er ordnete den Hanf sinnigerweise den natürlichen homöopathischen Pharmaka zu und maß ihm den Stellenwert bei, der dieser Pflanze gebührt. Hahnemann selbst schrieb zum Homöopathikum Hanf Folgendes: »Lange Zeit gab ich Hanfsaft in Urtinktur, in der Gabe des kleinsten Teiles eines Tropfens. Aber jetzt finde ich, dass die Potenz C30 diese Arzneikräfte höher entwickeln kann« (Buchmann 1983: 19f.).

In der Homöopathie wird zwischen *Cannabis indica* und *Cannabis sativa* unterschieden. Der Ethnopharmakologe und Drogenforscher Christian Rätsch erläutert: »Es hat sich in der homöopathischen Arzneimittellehre eingebürgert, zwischen *Cannabis sativa* und *Cannabis indica* zu unterscheiden. Tatsächlich unterscheiden sich die Arzneimittelbilder bzw. Leitsymptome beider Arten erheblich« (Rätsch 2016: 165). Die Homöopathie setzt *Cannabis indica* »u.a. bei Asthma, Impotenz, Appetitlosigkeit, sexueller Erschöpfung, Alpträumen und Nervenleiden« ein (ebd.):

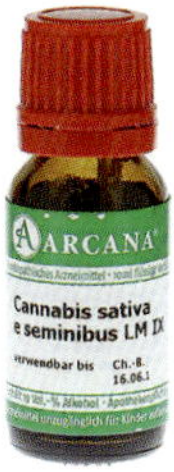

Homöopathische Cannabis-Tinktur

> »Das homöopathische Heilmittel *Cannabis indica* wird hauptsächlich als Urtinktur und in niedrigen Potenzen verwendet. Die Urtinktur wird aus reinem Harz (Haschisch) und Alkohol gewonnen […] Das homöopathische Mittel *Cannabis sativa* wird durch alkoholische Extraktion des frischen Krautes gewonnen. Es wird in der Urtinktur bis zur dritten Potenz (D3) verwendet, bei Stottern jedoch in der 30. Potenz (D30)« (ebd.).

Wer sich eingehender mit der Thematik befasst, dem wird auffallen, dass nicht nur auch andere psychoaktive Pflanzen homöopathisch verwendet werden, sondern dass eines der klassischen psychedelischen Gewächse in der Fachliteratur als Ersatz für homöopathisches Cannabis angegeben wird: Die Rede ist vom meskalinhaltigen Peyote-Kaktus. Dazu Christian Rätsch: »Als vergleichbare homöopathische Mittel (Beziehungen) gelten *Belladonna* (Tollkirsche), *Hyoscyamus* (Bilsenkraut) und *Stramonium* (Stechapfel), also die alten Hexenkräuter. Als Ersatzmittel gilt *Anhalonium lewinii,* der Extrakt aus dem mexikanischen Peyotekaktus, der botanisch *Lophophora williamsii* heißt« (Rätsch 2016: 165).

Ketamin

In den letzten Jahren wird das Thema Ketamin zur Behandlung von Depressionen diskutiert. Bei Ketamin handelt es sich um ein hochpotentes dissoziativ-psychedelisches Anästhetikum, das in der Human- und Veterinärmedizin verwendet wird; unterhalb der narkotischen Dosis bewirkt es starke psychoaktive Effekte. Was die wenigsten wissen: Auch mikrodosiertes Ketamin kann im Alltag problemlos zur Anwendung kommen, wenn man seine indivuelle Dosierung kennt.

Es gibt Psychonauten, die davon berichten, dass sie in der Lage sind, mit einer Dosis von 2 bis 5 geschnupften Milligramm Ketamin Depressionen oder depressive Verstimmungen zu behandeln, ohne damit psychoaktive »Nebenwirkungen« zu provozieren. Auch um einfach die Laune aufzubessern oder ein Stimmungstief zu überwinden, können solche Dosierungen für manche Anwender hilfreich sein. Es gibt aber auch immer wieder Personen, die Ketamin-Microdosing (1 bis 5 Milligramm) bewusst ausprobiert haben, von solch geringen Mengen jedoch keinerlei Wirkung verspüren. Wichtig ist auch hier wieder, die individuelle Dosis zu kennen. Ein bisschen zu viel an Ketamin kann manche Personen in einen Rauschzustand versetzen, der von manchen als MDMA-ähnlich beschrieben oder mit geringen Mengen Alkohols verglichen wird.

Darüber hinaus eignet sich geschnupftes Ketamin in Dosierungen von 2 bis 5 Milligramm (oder mehr) für psychedelischen Mischkonsum, wo es als psychoaktives »Würzmittel« fungiert (siehe dazu auch Seite 74).

Ethnobotanisches Microdosing

Die Autorin Ayelet Waldman befasst sich in ihrem Erfahrungsbericht in Buchform *Ein richtig guter Tag* vor allem mit mikrodosiertem LSD, wirft aber auch einige Seitenblicke auf die Verwendung anderer Psychoaktiva. So berichtet sie beispielsweise über ihre Kommunikation mit James Fadiman, der nach Erscheinen seines Werks *The Psychedelic Explorer's Guide* 2011 ungefähr 300 Leserbriefe von Anwendern erhalten hatte, die ihm von ihren Erfahrungen berichteten. Etwa 50 von diesen Lesern sendeten Fadiman ihre eigenen Erfahrungsberichte zur Auswertung. Die meisten dieser Personen »mikrodosieren mit LSD oder Psilocybin. Es gibt aber auch Erfahrungsberichte von Menschen, die andere bewusstseinserweiternde Drogen nehmen, darunter Ayahuasca, Iboga und sogar eine Pflanze, die sich ‚Syrische Steppenraute' nennt« (Waldman 2018: 195f.). Schauen wir uns also einige der ethnobotanischen Anwendungen an.

Ayahuasca (*Banisteriopsis caapi & Psychotria viridis*)

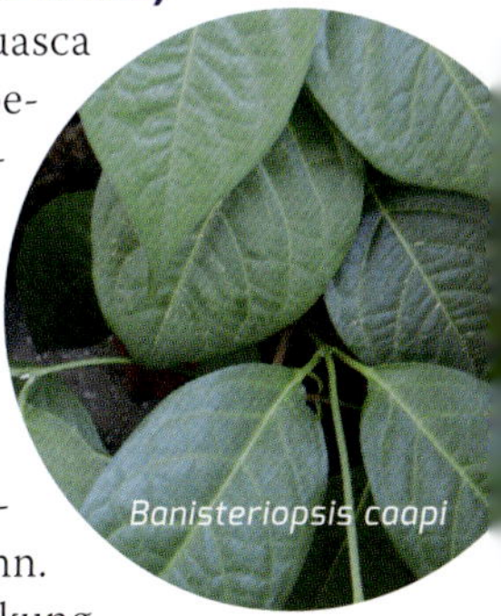

Der schamanische entheogene Trank Ayahuasca wird von Ethnien Amazoniens verwendet und besteht in der Hauptsache aus pflanzlichen Beta-Carbolinen (aus *Banisteriopsis caapi*, der sogenannten Ayahuasca-Liane oder -Ranke), die im Gebräu die Funktion des MAO-Hemmers erfüllen, damit der Anteil an DMT (häufig von *Psychotria viridis*) nicht vom körpereigenen Enzymsystem Monoaminooxidase (MAO) abgebaut wird und damit das Gehirn erreichen kann. Ohne MAO-Hemmer keine orale DMT-Wirkung, was bedeuten würde, dass die DMT-Droge Ayahuasca nicht korrekt wirken könnte.

Weiter oben war bereits die Rede von Microdosing mit N,N-DMT und Ayahuasca. Winzige Applikationen des amazonischen Schamanentranks helfen nach Berichten von Anwendern, einen klaren Kopf zu bekommen, sich besser zu konzentrieren oder auch eine Phase der seelischen Verstimmung zu behandeln. Auch hierfür ist nur eine Dosierung unterhalb der psychotropen Schwelle notwendig – zuvor ist aber wie immer die individuelle Menge vom Anwender herauszufinden.

Der Ethnobotaniker Alan Shoemaker lebt in Iquitos, Peru, und berichtet von Zeit zu Zeit in den sozialen Netzwerken von seinen Projekten und Erfahrungen. Er ist nach diversen Versuchen zu der Überzeugung gelangt, dass eine Abkochung aus *Banisteriopsis caapi* in mikrodosierter Form eine wirksame Hilfe bei Depressionen und anderen, auch physischen Problemen darstellt. Shoemaker sieht in *Banisteriopsis* die eigentliche Heilpflanze der Ayahuasca-Zubereitung und empfiehlt auf Basis eigener Erfahrungen und der Berichte von ihm bekannten Anwendern, die Applikation auf den Morgen oder Abend zu legen und anschließend zu ruhen. *Banisteriopsis*-Microdosing sollte nach Alan Shoemaker alle 48 Stunden zur Anwendung kommen – wichtig sei in diesem Zusammenhang auch eine starke Intention, die Krankheit in den Griff zu bekommen.

»Mikrodosierung von Ayahuasca am Morgen und Abend sollte zu unterschiedlichen, aber ähnlichen Effekten führen. Zu den von den abendlichen Nutzern berichteten Wirkungen gehören: Linderung von Depressionen und Ängsten, lebendigere Träume, Einblicke in Aspekte des täglichen Lebens, Veränderungen des Stressempfindens, erhöhtes Bewusstsein, größere Präsenz, Mitgefühl, Zufriedenheit und Frieden, das Gefühl der Anerkennung sowie emotionale Entlastung. Zu den genannten negativen Effekten gehören Faul- und Trägheit, eine leicht vernebelte Wahrnehmung während des Tages und zuweilen auch Durchfall.

Morgens berichten die Nutzer über eine verbesserte Wahrnehmung, tiefere meditative Zustände, lebendigere Träume, Sanftmut, Liebe, Leichtigkeit und Verminderung von Angst. Es werden unterschiedliche Aussagen über die Auswirkungen auf Kreativität, Fokussierung, soziale Fähigkeiten und sexuelle Energie gemacht. Negativ zu bewerten sind mangelnde Motivation, Müdigkeit und ein leichtes Schwindelgefühl« (SHOEMAKER 2018, persönliche Mitteilung).

Weil die in *Banisteriopsis caapi* enthaltenen Beta-Carboline (Harmala-Alkaloide) MAO-Hemmer sind, sollte während der Therapie auf einige Lebensmittel und Ähnliches verzichtet werden. Alan Shoemaker empfiehlt:

»Vermeiden Sie insbesondere gereiften Käse, Wurstwaren, Sojasauce, fermentierte Lebensmittel (wie Tofu), eingelegtes Gemüse, scharfe Lebensmittel, Alkohol im Allgemeinen (insbesondere Rotwein), Aspartam und große Mengen an dunkler Schokolade. Drogen und Pharmaka, die mit MAOI in Konflikt stehen, wie andere MAOI, SSRI, Bluthochdruckmedikamente und Freizeitdrogen, sollten ebenfalls nicht verwendet werden« (ebd.).

Alan Shoemaker erhielt auch einen ausführlicheren Erfahrungsbericht von einer Frau, die das Microdosing mit purer *Caapi* erprobt und in ihren Alltag integriert hat (leider erfahren wir nichts über die von der Probandin verwendete Dosis):

»Ich habe gerade letzte Woche mit der Mikrodosierung der *Caapi*-Rebe begonnen, und ich muss sagen, dass dies der Heilige Gral für mich ist! Die Auswirkungen waren tiefgreifend! Und zwar sofort und ohne Nachteile. Ich lebe das Leben jetzt auf einer höheren Frequenz.

Hier einige der Dinge, die ich seitdem an mir festgestellt habe:

- Ich habe eine bessere Stimmung, die ganze Zeit über
- Ich kann tägliche Aufgaben erledigen, die ich seit Monaten hinauszögere
- Ich habe eine sozialere Einstellung […]
- Ich kann wieder besser atmen (ich habe seit einiger Zeit sehr flach geatmet)
- Ich habe mehr Energie
- Ich habe ein besseres Herz-Kreislauf-System (Schwimmrunden werden schneller und länger)

- Ich kann besser schlafen, auch ganz ohne Drogen
- Ich verspüre nicht den Wunsch, Alkohol oder andere Drogen zu nehmen
- Ich fühle mich präsent und im Hier und Jetzt, ganz ohne Meditation
- Ich bemerke schöne Dinge, die ich vorher übersehen habe
- Ich spüre meine Verbindung zum Pflanzengeist
- Ich habe tägliche Erinnerungen an meine Ayahuasca-Erfahrungen
- Ich genieße eine erhöhte Wertschätzung für Musik
- Ich habe einen erhöhten Sexualtrieb (…)
- Ich spüre keine Abneigung gegen Konfrontationssituationen (…)«

Iboga & Ibogain

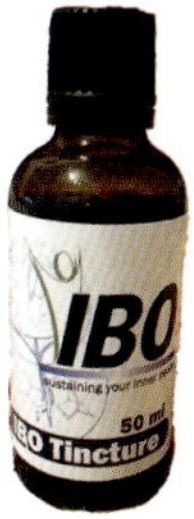

Dem Autor dieses Buches stand ein Ibogain-Extrakt namens »Ibo Tincture« der Firma Petrone Group (50-ml-Flasche, Art.-Nr.03697) zur Verfügung. Es handelt sich um ein Mazerat auf alkoholischer Basis, das als Muttertinktur (Basis für die Herstellung homöopathischer Arzneimittel) verkauft wird und hochwirksam ist. Leider sind auf dem Gebinde keine Angaben zu den Inhaltsstoffen oder der Menge des zugrundeliegenden pflanzlichen Materials vermerkt, lediglich eine Dosierungsanweisung über »10 bis 20 Tropfen« findet sich (diese sollten laut Hinweis auf der Flasche am Tag nicht überschritten werden).

Schon ein einziger Tropfen der Tinktur hatte belebende, aufmunternde und Rededrang aktivierende Effekte zur Folge. Zwei Tropfen brachten dieselben Wirkungen hervor. Der Autor versuchte die Tropfen in der Dosierung von einem bis drei Tropfen in insgesamt fünf Sitzungen, immer mit demselben Ergebnis und stets zusammen mit einem Freund, der über dieselben Effekte berichtete.

Manche User berichten von mikrodosierten Einnahmen von 100 bis 500 mg getrockneter Iboga-Wurzelrinde (Cave! Nicht von reinem Ibogain!) in Kapseln – zum Teil in täglicher Frequenz. Diese Dosierung kann bei manchen bereits erste psychische Effekte induzieren (Wachheit, Aktivität, Schaffen eines höheren Bewusstseins für alltägliche Aktivitäten), ein Beispiel findet sich auf dem Youtube-Kanal Hyperraum*, wo auch davon berichtet wird, dass eine tägliche Dosis von 400 mg Ibogawurzel nach wenigen Tagen die Lust auf Nikotin und eine ungesunde Lebensweise enorm verringerte.

Der Iboga-Experte und Autor Eudaimon gibt in seinem Iboga-Standardwerk folgende Dosierungen fürs Microdosing an: ca. 5–120 mg Ibogain HCl, ca. 10–240 mg Total-Alkaloid-Extrakt aus der Wurzel und ca. 100–2400 mg Wurzelrinde (Eudaimon 2017).

* youtube.com/watch?v=5b_-qpcdMSU (Microdosing: Iboga – Abhängigkeiten loslassen?)

Steppenraute (*Peganum harmala*)

Wenn, wie weiter oben dargelegt, die in der Ayahuasca-Ranke enthaltenen Beta-Carboline in mikrodosierter Form eine spürbare Wirkung herbeiführen, dann muss auch die Steppenraute *Peganum harmala* eine solche entfalten, denn auch sie enthält die MAO-Hemmer. Das dachten sich auch einige Experimentatoren und erprobten, ob mit den Samen der Steppenraute ähnliche Effekte erzielt werden können wie mit *Banisteriopsis caapi.* Und in der Tat: User, die mit Mikromengen von Harmala-Extrakt oder Stäubchen von zermahlenem Samenmaterial experimentiert hatten, berichten von psychischen Wirkungen, die mit einer Steigerung des Wohlbefindens und antidepressiver Effektivität einhergehen. Auch über Episoden von Mattheit wird zuweilen berichtet.

Die Anwendung von winzigen Mengen Steppenraute-Samen sollte nicht jeden Tag, sondern nur alle zwei bis drei Tage erfolgen, ähnlich wie es auch bei der Verwendung von *Banisteriopsis* gehandhabt wird.

Kanna (*Sceletium tortuosum*)

Eingeweihte Freunde psychoaktiver Substanzen kennen womöglich die afrikanische Pflanze *Sceletium tortuosum,* besser unter ihrem Trivialnamen Kanna bekannt. Kanna wird in modernen Smartshops auch als psychoaktiver Snuff (Schnupfpulver) angeboten und hat den Ruf, kokainähnliche Effekte hervorzurufen. Das bestätigen viele Anwender. Nun hat sich im Lauf der Jahre herausgestellt, dass gerade bei Kanna-Schnupfextrakten weniger deutlich mehr bringt. Genehmigt sich der User eine zu große Linie Kanna-Extrakt, kann die eigentlich angenehme stimulative Wirkung in eine sehr unangenehme Lage führen – mit Kreislaufproblemen, Herzrasen, Verwirrtheit, Aggressionen, Schlafstörungen und dem untrüglichen Empfinden, sich überdosiert zu haben. Daher ist Kanna eine Pflanze, deren Konsum mit Bedacht geschehen sollte – gerade wenn ein Mehrfachextrakt aus dem Smartshop vorliegt.

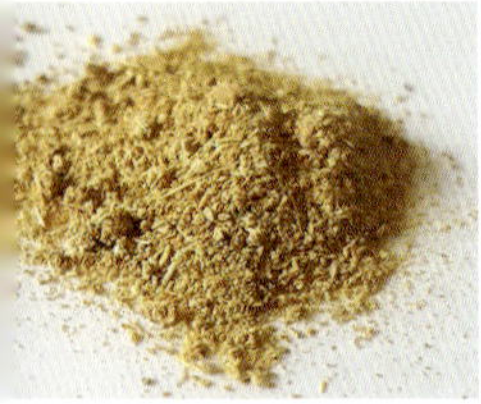

Kanna-Snuff

Viele sind sich darüber einig, dass eine geringe Menge Kannapulver (etwa 0,05 Milligramm pro Linie) zu Wirkungen führen kann, die in der Tat am besten mit Kokain vergleichbar sind. Einige Anwender berichten von Microdosing-Applikationen von 0,01 bis 0,02 Milligramm pro Line, die deutlich erotisierende und angenehm stimulative Effekte zur Folge haben sollen. Manche Anwender sehen in gekonnt applizierten Microdosing-Kanna-Snuffs auch eine bekömmliche Alternative zu den gängigen ADHS-Medikamenten (Methylphenidat, Amphetamin u.a.).

Kratom (*Mitragyna speciosa*)

Wie Experimentatoren aus dem Untergrund berichten, können winzige Mengen der Blätter des Kratombaumes die Wachheit fördernde Effekte haben, so zum Beispiel Dosierungen von 0,1 bis 0,5 Gramm getrocknetem Blattmaterial. Eine ganze Reihe von Microdosing-Experimentatoren, die Kratom-Versuche unternommen haben, ist allerdings der Ansicht, dass Mengen unter 1 bis 2 Gramm Blättern keinerlei Wirkungen herbeiführen.

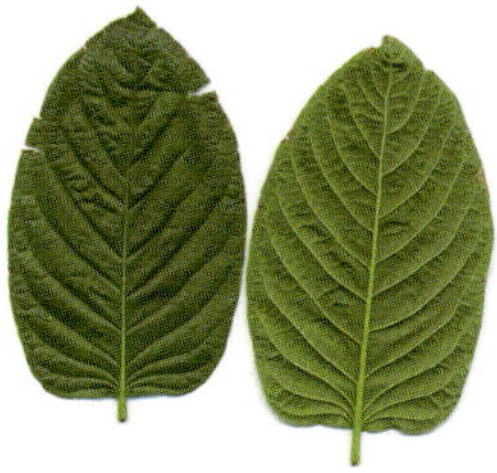

Kratom-Blätter

Normalerweise ist Kratom eine paradoxe Droge. Während niedrige bis mittlere Dosierungen stimulative Wirkungen induzieren, führen höhere bis hohe Dosierungen sedative bis einschläfernde Effekte herbei. Dabei hängt es natürlich davon ab, ob die reinen getrockneten Blätter oder ein wie auch immer gearteter Extrakt Verwendung finden.

Andere Psychoaktiva in Mikrodosis

Auch andere psychoaktive Substanzen können in Mikrodosierung zur Anwendung kommen, beispielsweise Opium. Bekannt sind Fälle aus dem Untergrund, wo Menschen, die unter massiven Schlafstörungen litten, mit minimalsten Mengen Rohopium (von der Größe einer halben bis ganzen Linse) ihre Schlaflosigkeit erfolgreich überwinden konnten. Dasselbe gilt im übrigen auch bei manchen Menschen für geringe Mengen Alkohol, etwa für ein Viertelglas Rotwein oder wenige Schlucke Bier kurz vor dem Zubettgehen. Im Prinzip eröffnet sich dem User hier ein weites Feld für eigene Forschungen, weil die meisten Psychoaktiva in ihrer Wirksamkeit als mikro- oder minidosierte Pharmaka noch vollkommen unbekannt sind.

Mehrere Anwender, die sich an mich wendeten, gaben an, mit geringsten Dosierungen geschnupften Kokains (0,5 bis maximal 3 Milligramm) eine erhöhte körperliche Sensivität sowie eine sehr leichte Stimulanz erreichen zu können, die sich insbesondere fürs Liebesspiel eigne. Gleiches berichten von Zeit zu Zeit auch Anwender von Methylphenidat (Ritalin, Medikinet u.a.), einem Piperidin-Derivat mit amphetaminanaloger Wirkung, das vor allem bei AD(H)S verordnet wird und bei manchen Usern schon ab 0,5 Milligramm erste stimulative Effekte herbeiführt (normale Dosis: 5 bis 20 Milligramm und mehr).

Eine interessante Gegenüberstellung unterschiedlicher Wirkeigenschaften einer Substanz im High-Dose- und Microdose-Bereich liefert Alexander Shulgin in seinem Werk PiHKAL. Es geht um Versuche mit 3,4-DMA (3,4-Dimethoxyamphetamin), dessen allgemein psychoaktive Dosierung Shulgin mit »einige hundert Milligramm« angibt (Shulgin et Shulgin 1995: 605). Er dokumentiert in seinem Buch die Applikation von 70 vs. 700 Milligramm des 3,4-DMA-Hydrochloridsalzes auf intravenösem Weg.

> Bei 70 Milligramm der Substanz berichtet Shulgin: »Ein Patient (...) wies einen nur geringen Anstieg seiner psychiatrischen Symptome auf; eine vergleichbare Dosierung bei einem zweiten Individuum brachte ebenfalls nur geringfügige Veränderungen mit sich« (ebd.).
>
> Bei 700 Milligramm i.v. »wurde ein definitiv ‚meskalinartiger' Zustand induziert. Symptome waren farbige Halluzinationen von geometrischen Figuren und gelegentlich strukturierte Formen. Eine andere Person erlebte [mit dieser Dosis] visuelle Verzerrungen, bemerkenswerte Nachbilder, Gefühle der Unwirklichkeit und paranoide Ideen. Es kam auch zu einer ausgeprägten Mydriasis und grobem Körperzittern, aber anscheinend nicht zu Halluzinationen« (ebd.).

Im selben Buch Shulgins dokumentiert der Chemiker einen unspektakulären Versuch mit 1 Milligramm der von ihm kreierten, legendären Substanz DOM (2,5-Dimethoxy-4-Methylamphetamin), auch STP genannt, deren normale Dosierung sich zwischen 3 und 10 Milligramm bewegt: »Das hat mit ziemlicher Sicherheit einen Effekt. Körperlich liegt eine leichte Mundtrockenheit vor, und meine Pupillen sind deutlich erweitert. Es erzeugt insgesamt ein unheimliches Gefühl« (Shulgin et Shulgin 1995: 638f.).

Microdosing und Mischkonsum

Das Feld des mikrodosierten Mischkonsums psychoaktiver Substanzen ist noch weniger beforscht als das Microdosing in »Monokultur« selbst. So können an dieser Stelle nur wenige

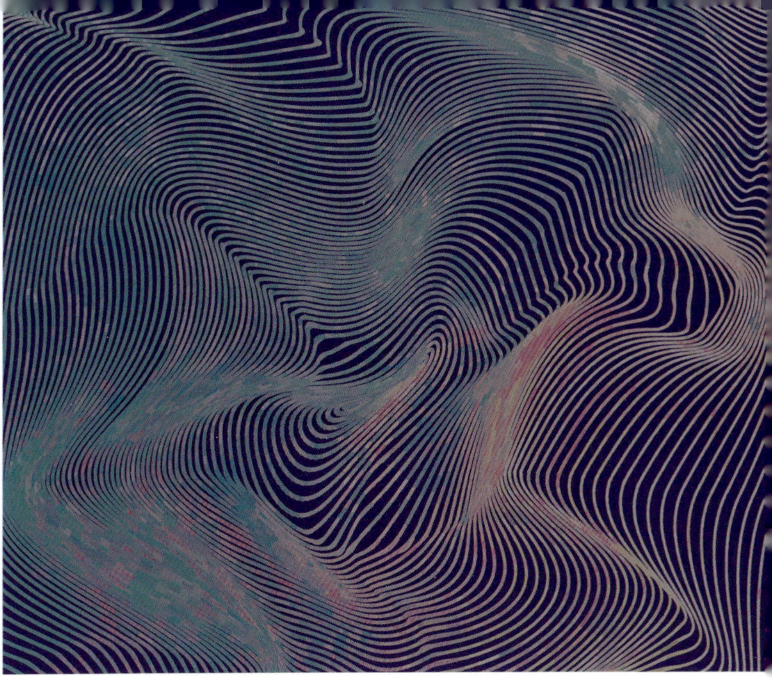

Erfahrungswerte zusammengetragen werden, die sich in den letzten Jahren herausgestellt haben.

Stimulanzien hoch zwei: LSD zum Kaffee oder Tee

Wird der morgendliche Kaffee oder Tee mit einer Mikrodosis LSD kombiniert, so können sich die wachmachenden und stimulativen Effekte wechselseitig potenzieren. Dasselbe gilt für die Kombo mit anderen purin- bzw. koffeinhaltigen Substanzen wie etwa Schwarztee, Guayusa (*Ilex guayusa*) oder Mate (*Ilex paraguariensis*).

Ecstasy und Cannabis

10 bis 20 Milligramm MDMA zusammen mit oralem Cannabis (zum Beispiel 200 bis 300 Milligramm Marijuana in Form von Backwerk) können sich laut Berichten aus dem Untergrund gegenseitig zu einer Wirksamkeit verstärken, die einer mittleren Portion MDMA (60–80 mg) entspricht.

Ecstasy und Kokain

Schon winzige Mengen geschnupftes Kokain, 1 bis 3 Milligramm, können beim Abflauen eines MDMA-Rauschs eine gewisse Booster-Funktion erfüllen und die MDMA-Wirkungen eine Zeitlang intensivieren.

Mikrodosiertes K als psychoaktive Würze

In sehr niedrigen Dosierungen kann das psychoaktive Kurzzeitanästhetikum Ketamin, wenn es geschnupft wird, als psychoaktive Würze verwendet werden. Wer beispielsweise ein Psychedelikum oder ein Entaktogen (oder eine Kombination aus beiden) eingenommen hat und auf dem Peak der Erfahrung zwischen 2 und 10 Milligramm Ketamin schnupft, wird die Wirkung der Hauptsubstanz als einigermaßen verändert erleben. Ketamin hat beispielsweise die Eigenschaft, die Wahrnehmung von Musik und Geräuschen im Allgemeinen zu verändern. Eine Wirksamkeit solch niedriger Dosierungen muss sich jedoch nicht zwingend bei jedem bemerkbar machen.

Changa / DMT und Lachgas

Enorm winzige Mengen der DMT- und Beta-Carbolin-haltigen Rauchmischung Changa (5 bis 15 Milligramm) können zusammen mit Lachgas (N_2O) zu bunten Visionen, körperlichem Wohlbehagen und das Denken anregenden sowie deutlich berauschten Effekten führen.

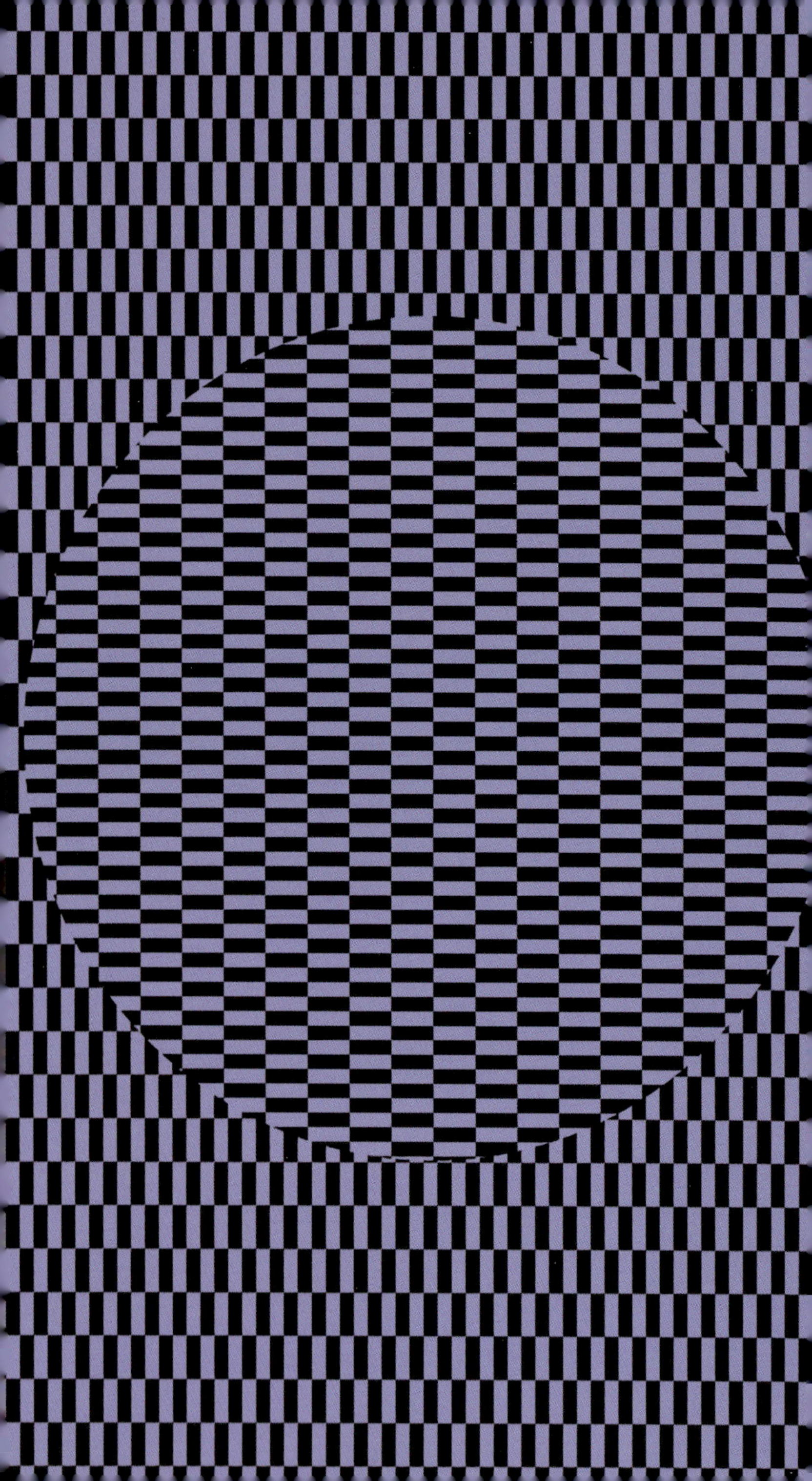

Teil 3: Materialien

Psychedelische Tryptamine in der subkulturellen Migräne- und Clusterkopfschmerz-Therapie

Markus Berger

In Ausgabe 2/2002 der Zeitschrift *Entheogene Blätter* berichtete Kollege Hartwin Rohde von der Wirksamkeit des Pilzwirkstoffs Psilocin bei akuter Migräne und den allgemeinen Grundlagen der Serotonin- und Psilocybin/Psilocin-Metabolismen: »Ein wesentlicher Teil dieser Forschung könnte dem Einsatz dieser beiden Substanzen [Psilocin und LSD; Anm. M.B.] in der Migräne- und Cluster-Kopfschmerztherapie gelten. [...] Die Wirksamkeit von Psilocin ist [...] in beiden Fällen oft auch dann gegeben, wenn eine Sauerstofftherapie nicht anschlägt« (Rohde 2002). Jochen Gartz setzte sich daraufhin ebenfalls mit der Thematik auseinander: »Schon 1961 wurde über die Wirksamkeit sehr geringer Dosen von Psilocybin bei verschiedenen Erkrankungen berichtet (Gartz 2002) und es scheint, dass diese Substanzklasse ihren Weg über solche unspektakulären Dosierungen durch ihre sehr geringe Toxizität bei guter Wirkung zurück in die Medizin finden kann« (Gartz 2003).

Auch im riesigen Pool von Earth und Fire Erowid finden sich seit vielen Jahren Texte zum Thema, zum Beispiel der Artikel »Cluster Headache Treatment with Psilocybin Mushrooms & LSD«, der diverse Erlebnisse von Betroffenen reflektiert: »Erowid hat mehrere Berichte von Migränepatienten erhalten, die niedrige Dosen LSD zur Behandlung von Migräne verwendeten – Substanzen, die strukturell mit LSD vergleichbar sind, werden häufig für die Behandlung von Migräne verschrieben. Und in letzter Zeit haben sich Daten angesammelt, die nahelegen, dass Psilocybin die Häufigkeit von Clusterkopfschmerzen für Wochen oder Monate erfolgreich reduzieren und auch die Schmerzen während einer Attacke reduzieren kann« (Erowid 2003). Eine drei Jahre später in den USA veröffentlichte Studie von R. Andrew Sewell, John H. Halpern und Harrison G. Pope Jr. hatte ebenfalls zum Ergebnis, dass Psilocybin und LSD das Potenzial aufweisen, Clusterkopfschmerz akut wie langfristig positiv zu beeinflussen (Sewell et al. 2006). Den physiologischen bzw. biochemischen Vorgang der Psilocin- oder LSD-Therapie bei Migräne- und Cluster-Kopfschmerz hatte Kollege Rohde in seinem Artikel auf anschauliche Weise erläutert:

»In den Blutgefäßen des Hirns sind 5-HT-Rezeptoren [5-Hydroxytryptamin; Serotonin] sehr verstärkt anwesend, wo sie in der Steuerung des Blutflusses und des Schmerzempfindens eine wesentliche Rolle spielen. Während der vorbereitenden Phase eines Anfalles wird 5-HT spontan in großen Mengen von den Blutplättchen freigegeben. Dieses bindet an die Rezeptoren der Blutgefäße, die daraufhin verengt werden und eine geringere Schmerzschwelle erhalten. Gleichzeitig wird jedoch auch der primäre 5-HT-Metabolit (5-HIAA) freigesetzt, der kurz darauf für eine erhebliche Verknappung des 5-HT sorgt. Der einsetzende Mangel an 5-HT sorgt für eine Ausweitung und Vergrößerung der Blutgefäße sowie für entzündliche Vorgänge, was dann in Kopfschmerz mündet.

Sowohl LSD als auch Psilocin (Psilocybin wird bei oraler Einnahme in Psilocin umgewandelt und kann erst dann resorbiert werden) sind starke 5-HT-Rezeptor-Stimulatoren. Sie kompensieren also letztlich das abgebaute Serotonin, binden jedoch auch an anderen Rezeptoren und haben damit die bekannten Nebenwirkungen. Allerdings scheint auch die Langzeitwirkung dieser beiden Hilfsmittel mit der Breitbandigkeit ihrer Wirkung einherzugehen.

Eines der am erfolgreichsten eingesetzten Medikamente zum Abbruch oder zur Verkürzung akuter Migräne und Clusterkopfschmerzanfälle ist Sumatriptan (z.B. Imitrex). Es hat eine sehr hohe Affinität zu 5-HT_1-Rezeptoren, wirkt jedoch überhaupt nicht auf 1-HT_2- und 1-HT_3-Rezeptoren. LSD und Psilocin haben hingegen ihre hauptsächlichen Wirkungsbereiche auf den 5-HT_{2A}- und 5-HT_{2C}-Rezeptoren, die größtenteils für die Ursachen der Migräne verantwortlich gemacht werden (entzündliche Vorgänge der Blutgefäße sind die schmerzhaften Folgen). Durch die Fokussierung des Sumatriptan auf die 5-HT_{1A}- und 5-HT_{1D}-Rezeptoren werden hauptsächlich die entzündlichen Vorgänge beendet. Die Wirkung hält nur sehr kurz an, was zu einer baldigen Nachdosierung zwingt (chronische Clusterheads haben bisweilen einen monatlichen Medikamentenverbrauch von ca. 1500 Euro, der komplette Markt an Migränemedikamenten hat einen jährlichen Wert von ca. 1,5 Milliarden Euro). Medikamente, wie z.B. Ergotamin, sind in ihrer 5-HT-Rezeptoraffinität zwar breitbandiger, haben jedoch häufig unerwünschte Nebenwirkungen. Hinsichtlich LSD und Psilocin ist interessant, dass eine entheogene Dosis zur Schmerzstillung nicht benötigt wird« (Rohde 2002).

Das bereits Publizierte ergänze ich nun zur Untermauerung um zwei kurze, aber explizite Erfahrungsberichte eigenbehandelter Migränekopfschmerzen.

Anonymer Bericht, 27. September 2003

Kopfschmerz seit zwei Tagen, angenommener psychischer Ursprung, ausgelöst durch permanenten Stresseinfluss bei beginnender Virusgrippe. Kopfschmerz manifestierte sich zuletzt (gegen Abend um 20 Uhr) in heftigster Migräne.

Protokoll der Eigenbehandlung

01.03 Uhr	durch heftigen, klopfenden und ziehenden Kopfschmerz aufgewacht
01.06 Uhr	Einnahme von 0,3 g getrocknetem *Psilocybe cyanescens*
01.31 Uhr	Kopfschmerz plötzlich vollständig aufgehoben

Kein Wiederkehren der Schmerzen.

Anonymer Bericht, 5. Oktober 2003

Am Nachmittag akut beginnende Migräneattacke im Anfangsstadium.

Protokoll der Eigenbehandlung

17.02 Uhr	Einnahme von 0,4 g *Psilocybe cyanescens*
17.09 Uhr	Migräneschmerz plötzlich vollständig aufgehoben

Kein Wiederkehren der Schmerzen.

So kurz obige Berichte sind, so aussagekräftig und erfolgreich waren die unabhängig voneinander getätigten Versuche einer mit subkulturellen Pharmaka durchgeführten Eigentherapie von Migränekopfschmerzen. Aufgrund der unglaublichen Effektivität, gepaart mit den in dieser Dosierung absolut atoxischen Eigenschaften des Wirkstoffs bzw. der Wirkstoffe (Psilocin und LSD), ist mir vollständig schleierhaft, wie ein Verbot dieser Verbindungen für den therapeutischen Einsatz nach wie vor gerechtfertigt werden kann.

Immerhin können LSD und Psilocybin (wie auch andere Tryptamine und auch Phenethylamine wie beispielsweise Meskalin) nicht nur akute Schübe der Kopfschmerzerkrankungen lindern oder aufheben. Die Substanzen zeigen bei manchen Patienten auch weitere positive Eigenschaften, denn »die Verwendung von LSD oder Psilocybin scheint die kopfschmerzfreien Perioden um einiges zu verlängern. Nach Ansicht einiger Autoren bietet ein Schema mit drei Dosen und jeweils fünf Tagen dazwischen (d.h. Tag 1, Tag 5 und Tag 10) die stärkste präventive Wirkung (Sewell et al. 2006, Karst et al. 2010)« (Passie 2019). Auch prophylaktisches Microdosing von LSD und Psilocybin wurde von Migränepatienten versucht, in einigen Fällen nach Angaben der Probanden mit Erfolg: »Seit ich vor einem halben Jahr für eine Dauer von zwei Monaten alle drei Tage mikrodosierte Psilopilze genommen habe, bin ich anfallfrei.

Vorher hatte ich mindestens einen Anfall pro Monat« (anonyme persönliche Mitteilung). Solche Einzelbeispiele haben jedoch keine allgemeine Gültigkeit, da – wie im vorliegenden Fall – auch andere für uns unwägbare Faktoren eine Rolle spielen könnten.

Da keine visionäre, nicht einmal eine überhaupt psychotrop wirksame Dosis benötigt wird, um die Schmerzen effektiver als jedes verfügbare Migränemittel zu bekämpfen, sind die meiner Ansicht nach einzig möglichen Gründe eines Verbots von Psilocin und LSD zu therapeutischen Zwecken in der Behandlung von Migräne und Clusterkopfschmerz eine undurchdachte Prinzipienreiterei sowie unterstellte mögliche vorsätzliche Überdosierungen, mit denen psychoaktive Effekte provoziert werden könnten. Dieses Problem ließe sich allerdings ganz simpel lösen, wenn bei einer angenommenen Dosierung von Psilocin-Tabletten gegen Migräne von 0,2 g pro Tablette eine Packungseinheit nur zwei Tabletten enthalten würde. Eine psychotrope Überdosierung wäre damit nicht möglich.

Albert Hofmann, der ebenfalls eine solche Idee hatte, schlug sogar vor, entsprechenden Medikamenten Brechmittel beizumengen, damit ein »Missbrauch« zu psychoaktiven Zwecken verhindert werde. Aber mal ehrlich: Dass ein real betroffener Migräne- oder Clusterpatient die Tabletten sammelt, um diese später zu Rauschzwecken zu gebrauchen, ist de facto eher unvorstellbar. Jemand, der unter schlimmsten Schmerzen leidet, lässt ein hoch- und schnellwirksames Medikament wohl kaum unbenutzt im Schrank liegen und erduldet sein Leiden zugunsten eines späteren Trips. Und einem wie auch immer gearteten »Missbrauch« durch Dritte kann man ohnehin nicht zu hundert Prozent vorbeugen – bei keinem Pharmakon.

Weitere wirksame Entheogene?

Das LSD-Analogon UML-491 (Synonym: 1-Methyl-Lysergsäure; 1-Methyl-D-lysergsäure-(1-hydroxybut-2-yl)amid; Methysergid, Sansert), ein synthetisches Homolog von Methergin, wurde bis Anfang der 2000er zur Behandlung von Migräne eingesetzt und dann wegen schwerer Nebenwirkungen (Fibrosen, Übelkeit, Herzbeschwerden, Schwindel, Parästhesien) vom Markt genommen. Theoretisch müssten fast alle LSD- bzw. Psilocybin-/Psilocin-Analoge und in der Folge alle pharmakologisch analogen Tryptaminderivate wirksam gegen Cluster- und Migräneschmerzen sein, so beispielsweise LSA (Synonym: Lysergsäureamid, Ergin, LA-111) und auch N,N-DMT, 5-MeO-DMT und 5-HO-DMT (Bufotenin).

BOL-148

Das Lysergsäurederivat 2-Bromo-LSD, auch BOL-148 genannt, erzeugt keine psychedelischen Wirkungen, kann dafür aber ebenfalls zur Behandlung von Migräne und Clusterkopfschmerz verwendet werden. Während manche User nach Einnahme von BOL-148 über ein vollständiges Verschwinden ihrer Kopfschmerzen berichten, geben andere zumindest eine dauerhafte Verbesserung der Symptome an, wenn auch nicht immer vollumfänglich (Haze et Mandrake 2016: 330). Es gibt aber auch Anwender, die mit 2-Bromo-LSD keinerlei lindernde Wirkungen verspüren. Hier besteht noch ein weites Feld für künftige Forschungen.

Literatur

Erowid (2003), Cluster Headache Treatment with Psilocybin Mushrooms & LSD, www.erowid.org/plants/mushrooms/mushrooms_medical1.shtml

Gartz, Jochen (2003), Frühere medizinische Verwendung von LSD – Zusammenfassung, Bewertung und Ausblick, Entheogene Blätter 4: 188–195.

Karst, M., Halpern, J.H., Bernatek, M., Passie, T. (2010), The non-hallucinogen 2-bromo-lysergic acid diethylamide as preventative treatment for cluster headache: an open, non-randomized case series, Cephalalgia 30: 1140–1144.

Rohde, Hartwin (2002), Migräne und Cluster-Kopfschmerz, Entheogene Blätter 2: 4–8.

Russo, Ethan B. (1996), Schedule 1 Research Protocol: An Investigation of Psychedelic Plants and Compounds for Activity in Serotonin Receptor Assays for Headache Treatment and Prophylaxis, MAPS Newsletter 7(1): 4–9.

Sewell, R. Andrew, Halpern, John H. et Pope Jr., , Harrison G. (2006),Response of cluster headache to psilocybin and LSD, Neurology 66: 1920–1922.

Shulgin, A. et Shulgin, A. (1995), TiHKAL – The Continuation, Berkeley: Transform Press

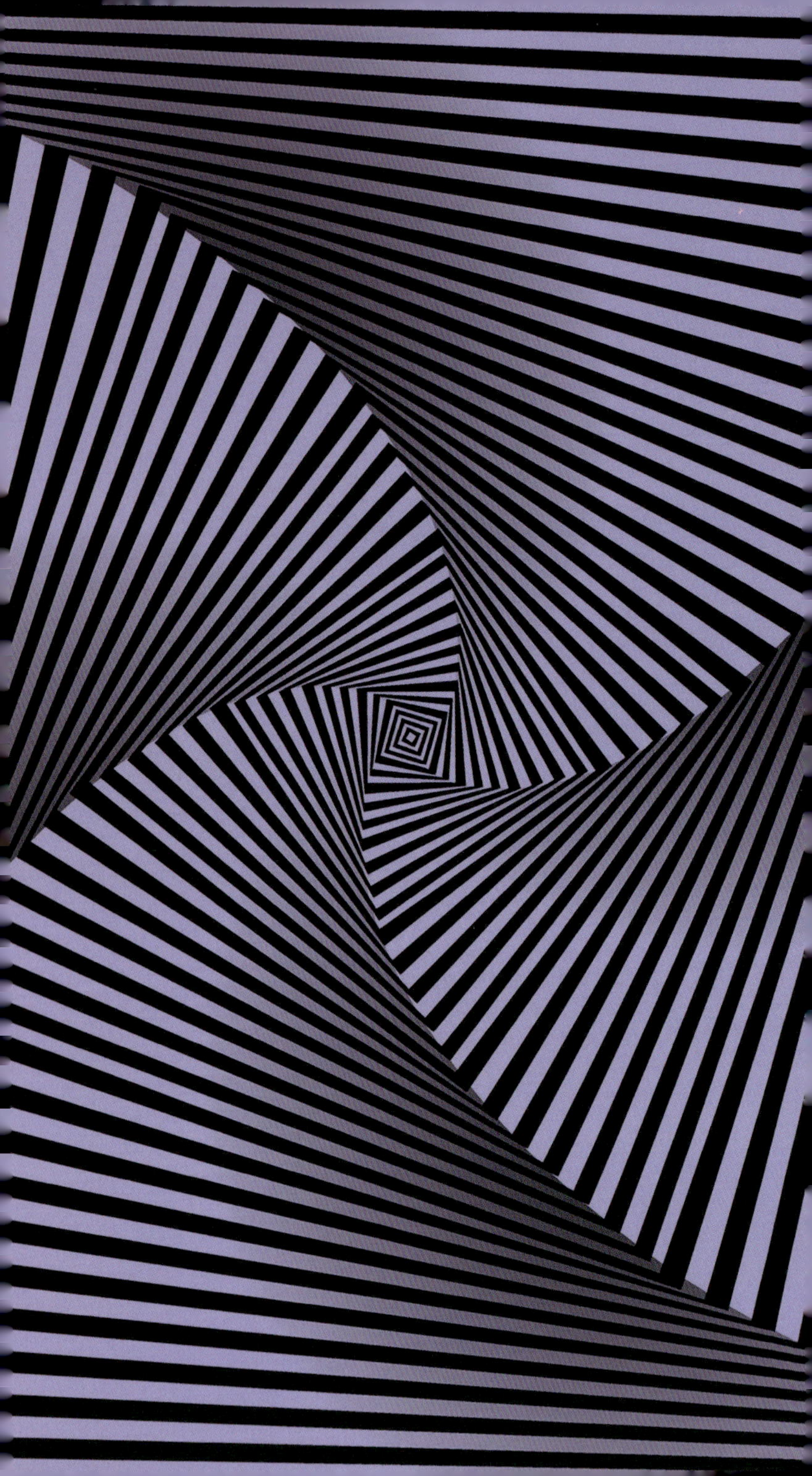

Wissenschaftliche Studien zur Wirkung geringer und sehr geringer Dosen LSD

Torsten Passie

Es sollen in dieser kurzen Darstellung einige der wichtigsten Studien zur Anwendung von LSD in geringen Dosierungen vorgestellt werden. Außerdem wird eine Reihe von Eckdaten zum Verständnis der Pharmakologie, Wirkung und Toleranzentwicklung zu LSD präsentiert. Wer an einer vollständigeren Darstellung interessiert ist, sei auf das Buch von Passie (2019) verwiesen.

Definitionen von Microdosing und Minidosing

Nach Passie (2019) ist im Anschluss an Fadiman (2011) Microdosing als die Einnahme von LSD im Dosisbereich von 5 bis <20 µg zu bezeichnen. Ergänzend ist zu erwähnen, dass Fadiman für die dauerhafte Einnahme eine Dosis alle drei Tage empfiehlt (Fadiman 2016). Diese auch als Fadiman-Schema bezeichnete Dosierungsstrategie kann auch als Microdosing im engeren Sinne bezeichnet werden. Als Minidosing wird die Einnahme von Dosen im Bereich von 20 bis 50 µg LSD bezeichnet. Minidosing wird bisher von keiner Seite zur regelmäßigen Anwendung im Sinne von mehrfachen Einnahmen pro Woche oder ähnlichem empfohlen.

Die Pharmakologie von LSD

Die folgende Darstellung basiert auf der Übersicht Passie et al. (2008) und Hintzen und Passie (2010) sowie einigen neueren Studien.

LSD ist wasserlöslich und wird vom Organismus über den Magen-Darm-Trakt gut aufgenommen, wenn es über den Mund appliziert wird. Der Spiegel im Blutplasma steigt innerhalb von 30 bis 60 Minuten deutlich an, bis ein Maximum nach etwa 90 Minuten erreicht wird, um dann über 8 bis 10 Stunden langsam auf Null abzufallen. Die Höhe der Plasmaspiegel geht ziemlich genau mit der psychoaktiven Wirkung einher. LSD gelangt relativ leicht vom Blut in das Gehirn. Die Dauer der psychischen Wirkung hängt maßgeblich von der eingenommenen Menge ab. Während bei einer Dosis von 100 bis 200 µg eine Wirkdauer von 7 bis 10 Stunden anzunehmen ist, dürfte die Wirkdauer bei einer Dosis von 20 bis 50 µg auf etwa die Hälfte, also 4 bis 5 Stunden, abfallen. Zudem ist zu bedenken, dass auch die Wirkungen auf andere Organsysteme, also beispielsweise auf den Blutdruck (der typischerweise unter LSD ansteigt), bei sehr geringen Dosierungen nur geringer oder auch gar nicht in Erscheinung treten.

LSD wird in der Leber deaktiviert, indem es verstoffwechselt, d.h. chemisch abgebaut wird. Nur ein sehr geringer Anteil wird unverändert im Urin ausgeschieden (Dolder et al. 2015, 2017). Upshall et Wailing (1972) haben gezeigt, dass nach Einnahme einer größeren Mahlzeit die Blutspiegel nur etwa halb so hoch sind, wie wenn LSD auf nüchternen Magen eingenommen wird.

Da den Lesern dieser Arbeit die psychischen Wirkungen von LSD bekannt sein dürften, wird auf deren Darstellung hier verzichtet.

LSD bindet beim Menschen an bestimmten Untertypen von Serotoninrezeptoren (5-HT_{1A}, 5-HT_{2A}, 5-HT_{2B}, 5-HT2C), aber auch noch an Rezeptoren anderer Neurotransmittersysteme. Für die psychischen Wirkungen spielen jedoch die Serotoninrezeptoren die Hauptrolle. Dies ist auch daran zu sehen, dass, wenn 5-HT_{2A}-Rezeptoren blockiert werden, keine psychischen Wirkungen durch LSD mehr auftreten (Preller et al. 2017). Die komplexen Folgewirkungen, die LSD im Gehirn verursacht, können hier nicht ausführlicher dargestellt werden (vgl. dazu die Darstellung in Passie 2019).

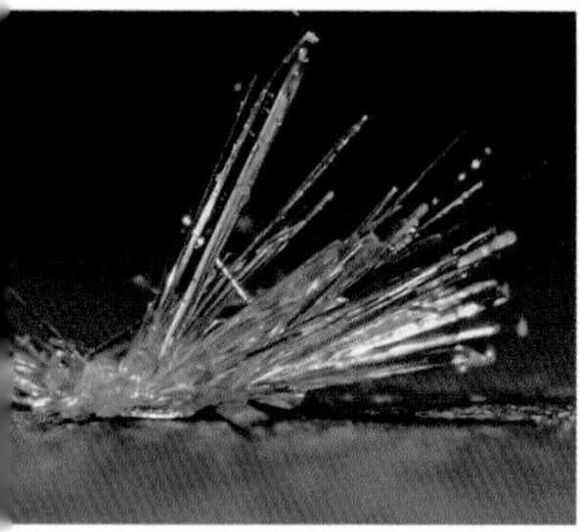

Abb. 1: Kristallines LSD

In Bezug auf die Veränderung der Hirnaktivität haben Studien mit bildgebenden Methoden am lebenden Gehirn gezeigt, dass Halluzinogene wie LSD die rechte Hirnseite aktivieren, den Thalamus (die Relaisstation, welche die Art und Menge der einlaufenden Reize in das Gehirn bestimmt), und die Aktivität in den »Gefühlszentren« des Gehirns steigern (Vollenweider et al. 1997, Gouzoulis-Mayfrank et al. 1999, Riba et al. 2006). Neuere Studien mit der funktionellen Magnetresonanztomographie (fMRI) haben gezeigt, dass LSD die Art und Weise verändert, wie die verschiedenen Hirnareale zusammenarbeiten. Dadurch kommt es zu einem desintegrierten und »chaotischeren« Zustand im Gehirn. Dieser kann zwar irritieren und den Betroffenen realitätsuntüchtiger machen, aber auch neue Einsichten und Gefühlzustände hervorbringen, die gegebenenfalls auch therapeutisch verwertet werden können (Carhart-Harris et al. 2016; Müller et al. 2018).

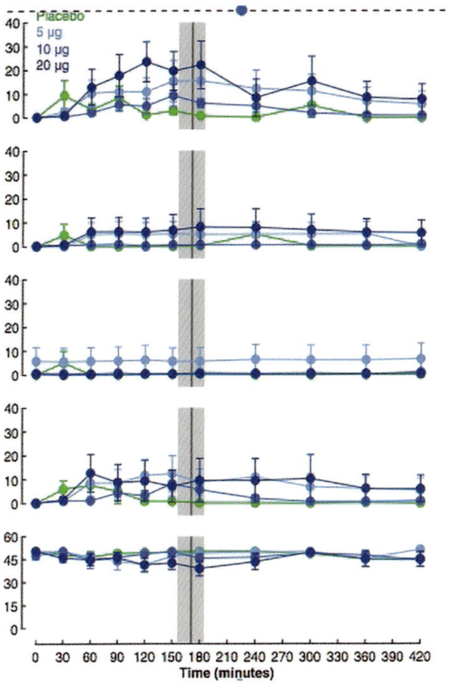

Abb. 2: Verlauf der Wirkungen von LSD
Die auf einer Skala von 1–100 gemessenen Veränderungen des Befindens und der Konzentrationsfähigkeit bei verschiedenen Dosen LSD. Von oben nach unten: Irgendeine Drogenwirkung; Wahrnehmungsveränderung; ungewöhnliche Gedanken; High-Gefühl; Konzentrationsfähigkeit (Yanakieva et al. 2018).

Als Toleranzentwicklung wird ein Vorgang bezeichnet, in welchem sich der Körper an die häufigere Gabe einer Substanz anpasst. Das geschieht zum Beispiel beim regelmäßigen Trinken von Alkohol, so dass schon nach einigen Wochen eine erhöhte Toleranz gegenüber den Alkoholwirkungen festzustellen ist. Bei LSD ist die Toleranzentwicklung so extrem, dass schon nach Einnahme von LSD an zwei Tagen hintereinander kaum noch eine Wirkung zu verspüren ist. Nur bei einer Verdoppelung der Dosis tritt noch eine Wirkung auf. Das bedeutet, dass man bei einer täglichen Einnahme am ersten Tag 50, am zweiten Tag 100, am dritten Tag 200, am vierten Tag 400, am fünften Tag 800 und so weiter benötigen würde, um noch eine Wirkung zu erzeugen (z.B. Isbell et al. 1956). Es ist bisher nicht untersucht worden, ob eine Toleranzentwicklung auftritt, wenn man – wie es Fadiman (2011, 2016) vorgeschlagen hat – LSD nur an jedem dritten Tag einnimmt. Experten halten eine Toleranzentwicklung jedoch auch bei einem solchen Dosierungsschema für wahrscheinlich, insbesondere auf längere Sicht (vgl. Buchborn et al. 2016).

In Bezug auf die möglichen schädlichen Wirkungen bei Einnahme von LSD über längere Zeiträume ist zu berichten, dass in Behandlungsversuchen bei autistischen Kindern LSD bis zu drei Jahre lang in Dosen von 100 µg pro Tag verabreicht wurde, ohne dass sichtbare Schäden oder Nebenwirkungen feststellbar waren (Bender et Sankar 1968). Dies schließt allerdings Schäden nicht aus, da die damals verwendeten Untersuchungsmethoden eventuell nicht sensibel genug waren, um bestimmte Schäden festzustellen.

Behauptete Effekte von Microdosing und Minidosing

Es wurde verschiedentlich, vor allem in anonymen Kurzbeiträgen im Internet, aber auch in einigen (eher vereinfacht als wissenschaftlich solide gemachten) Umfragen im Internet behauptet, dass Microdosing oder Minidosing eine Reihe von positiven Effekten erzeugen soll. Diese erstrecken sich auf drei Hauptbereiche:

1. Verbesserung der Leistungsfähigkeit (z.B. Konzentration, Durchhaltefähigkeit usw.);
2. Vermehrung/Verbesserung von Kreativität;
3. Verbesserung psychischer Krankheitssymptome (Depressivität, Ängste, ADHS);
4. Erleichterung beim Absetzen von Psychopharmaka, vor allem sogenannten Antidepressiva.

Wissenschaftlich haltbare Belege für diese Behauptungen bzw. Befunde gibt es bisher nicht.

Ergebnisse wissenschaftlicher Studien zu Microdosing und Minidosing mit LSD

Es wurden bisher etwa 30 wissenschaftliche Studien mit sehr geringen Dosen LSD durchgeführt. In Beobachtungsstudien, in denen die Versuchspersonen (Vp.) weniger mit Experimenten konfrontiert waren, sondern lediglich »beobachtet« wurden, haben Stoll (1947) und Condrau (1949) ihren Vp. 20 bis 30 µg LSD verabreicht. Die Schilderung der Wirkungen von einer Vp. findet sich weiter unten im Text. Andere Untersucher haben eher systematisch auf bestimmte Wirkungen bei Dosen von 5-20 µg untersucht (Greiner et al. 1958). In der wissenschaftlichen Literatur herrscht Übereinstimmung, dass die geringste von den meisten Menschen wahrnehmbare Dosierung bei 20 µg LSD liegt.

Abramson (1955) benutzte Dosen von 20 µg zur Unterstützung von Psychotherapien, was eine Reihe geringfügiger Effekte produzierte. In einer anderen Studie von Clark et Clark (1956) wurden die Vp. zunächst mit 10 µg dosiert, an jedem folgenden Tag bekamen sie jeweils 10 µg mehr. An den ersten Tagen fühlten sich die Vp. wacher und etwas euphorisch, waren aber weniger körperlich aktiv. Es wurde häufiger ein unmotiviertes Lächeln und Kichern festgestellt. Die Vp. selbst beschrieben den Zustand als »wie betrunken«, »tumb«, »schläfrig« oder »etwas wirr«.

Abramson et al. (1955g) testeten 31 gesunde Freiwillige mit sechs verschiedenen Dosierungen LSD. Eine Gruppe erhielt Dosen von 1–25 µg LSD. Die Untersucher fanden mit ihren Fragebögen, welche die psychischen Symptome erfassen sollten, dass einige Wirkungen auch in dieser Niedrigdosisgruppe empfunden wurden. Sie rieten jedoch zu einer vorsichtigen Interpretation ihrer Ergebnisse. Da eine Reihe von Effekten auch ziemlich stark bei einer Null-Dosis empfunden wurden und das Ausmaß der Effekte nur wenig mit der Dosishöhe zusammenzuhängen schien, sei es wahrscheinlich, dass die Effekte eher durch die Persönlichkeit und die Versuchssituation als durch das LSD hervorgerufen wurden.

Die amerikanische Armee untersuchte in einer wissenschaftlichen Studie die Wirkungen von geringen Dosen LSD auf das subjektive Befinden und einige physiologische Messgrößen wie den galvanischen Hautwiderstand. 14 gesunde junge Soldaten wurden mit Symptomfragebögen und Messgeräten untersucht. Außerdem wurden die Vp. sorgfältig auf ihre Reaktionen hin beobachtet. Offenbar waren die Versuchsleiter den Drogengaben gegenüber nicht blind, das heißt, sie wussten, was gegeben wurde. Dies wird gewöhnlich vermieden, um Verfälschungen der Ergebnisse auszuschließen. Dazu kam, dass die Anzahl der Versuche aus statistischer Sicht nicht ausreichend war, um sie statistisch so auszuwerten, dass das Ausmaß möglicher Placebo-Effekte hätte bestimmt werden können. Trotzdem hat die Studie einige Ergebnisse geliefert, die hier dargestellt werden sollen.

Bei einer Dosis von 8 µg berichteten die vier Vp. keinerlei Symptome, aber eine Zunahme von Wachheit und eine Minderung von Selbstkontrolle sowie eine Zunahme von Geselligkeit

(GREINER et al. 1958: 209). Die Außenbeobachter fanden deutliche Symptome wie etwa Euphorie, Irritierbarkeit, emotionale Labilität und leichte Ablenkbarkeit bei den Vp. mit einer Dosis von 20 µg. Die 6 Personen, die 8 µg erhielten, wiesen nach Angaben der Beobachter eine sehr milde Euphorie und einen etwas vermehrten Bewegungsdrang auf. Außerdem seien Gleichgültigkeit und ausgeprägte Müdigkeit nach der dritten Stunde feststellbar gewesen. 9 der 10 Vp. hätten größere Schwankungen der Stimmung gezeigt. Die meisten dieser Symptome traten allerdings auch bei den drei Vp. auf, die ein Placebo erhalten hatten.

VOJTECHOVSKY et al. (1972) führten ein doppelblindes Experiment mit 20 µg LSD durch, in welchem bei 12 gesunden Studenten das soziale Verhalten im Labor und in einer Stadtumwelt (bei der Bewältigung verschiedener Aufgaben, wie z.B. der Buchung einer Reise) beobachtet wurde. Die am meisten beobachteten Symptome waren eine leichte Euphorie und »unmotiviertes Lächeln«. Ansonsten schien die »soziale Performanz« unverändert.

In einer gerade erschienenen Studie (YANAKIEVA et al. 2018) wurden psychische und kognitive Wirkungen von sehr geringen Dosen LSD auf ältere Gesunde (55–75 Jahre) in einer doppelblinden und placebo-kontrollierten Studie untersucht. 48 Versuchspersonen nahmen an der Studie teil, die in einem Krankenhaus durchgeführt wurde. Die Teilnehmer wurden in vier Gruppen zu je 12 aufgeteilt. Die Gruppen erhielten alle drei Tage eine Einzeldosis von 5 µg (Gruppe 1) oder 10 µg (Gruppe 2) oder 20 µg (Gruppe 3) LSD oder ein Placebo (Gruppe 4) über einen Zeitraum von 18 Tagen. Die Teilnehmer durften an den Versuchstagen keinen Kaffee trinken.

Die psychischen Wirkungen am Einnahmetag wurden mit einer Skala von 1–100 gemessen, die die Vp. je nach Intensität ankreuzen sollten. Resultate für fünf Fragen wurden publiziert: 1. Fühlen Sie eine Drogenwirkung? 2. Fühlen Sie sich high? 3. Erschien Ihnen die Umgebung verändert? 4. Empfanden Sie eine Veränderung Ihrer Konzentrationsfähigkeit? 5. Hatten Sie ungewöhnliche Gedanken? Die Vp. mussten diese Fragen über einen Zeitraum von 8 Stunden alle 30 Minuten beantworten.

Obwohl sich sehr kleine Unterschiede in den Zahlenwerten zeigten, erreichte keiner der Unterschiede gegenüber Placebo ein über der Zufallswahrscheinlichkeit liegendes Ausmaß. Die Autoren schlussfolgern, dass sehr kleine Dosen LSD keine stabilen und überzufällig starken Veränderungen in Bezug auf Wahrnehmung, kognitive Funktionen oder Konzentrationsfähigkeit erzeugen. In einem anderen Teil des Experimentes zeigten die Vp. eine Überschätzung von geringen Zeitspannen. Dieser Effekt fand sich allerdings nur in der Gruppe mit den 10 µg; während er in der Gruppe mit den 20 µg keine überzufällige Stärke erreichte. Es bleibt noch zu bemerken, dass die Ergebnisse für den 18-Tages-Zeitraum, über den ja 6 Dosen eingenommen wurden, bisher nicht veröffentlicht wurden (Yanakieva et al. 2018).

Savage (1952) gab 15 depressiven Patienten täglich 20 bis 60 µg LSD für bis zu vier Wochen. Die Wirkungen variierten stark, je nach Patient. Die weit überwiegende Zahl der Patienten profitierte nicht. Die meisten wurden in der Stimmung schlechter, nur wenige etwas besser. Der Autor schlussfolgerte, dass LSD keinen Vorteil bei depressiven Zuständen bringe.

Der italienische Arzt Sicuteri testete die Gabe geringer Dosen LSD (7–10 µg) als vorbeugende Behandlung bei Migräne und berichtete über gute Erfolge (Sicuteri 1977: 57). Allerdings können seine wenigen Behandlungen nicht als wissenschaftlich ausreichend kontrolliert angesehen werden.

Aus den wissenschaftlichen Studien mit LSD-Dosierungen im Microdosing-Bereich von 5–20 µg lassen sich folgende Ergebnisse ableiten:

Psychologischer Zustand und kognitive Fähigkeiten

- Keine wahrnehmbaren subjektiven Effekte (5–15 µg)
- Keine für Außenbeobachter feststellbaren Effekte (10–20 µg)
- Keine messbaren kognitiven Defizite (10–20 µg)
- Keine positive Wirkung auf Depressionen (10–30 µg)

Körperliche Wirkungen

- Keine Änderung von Körpertemperatur, Blutdruck, Herz- und Atemfrequenz
- Steigerung des Pupillendurchmessers (10 µg)
- Veränderung des galvanischen Hautwiderstandes (10 µg)
- Gesteigerter Adrenalinspiegel (20 µg)
- Ausdehnung der Traumschlaf-Phasen (20 µg)

Es ist hier leider nicht möglich, die Details der mehr als 25 Studien zu referieren, die mit LSD-Dosierungen im Minidosing-Bereich von 25–50 µg durchgeführt wurden. Eine vollständige Übersicht dazu findet sich in Passie (2019). Hier können lediglich einige der bedeutenderen Studien beschrieben werden.

In einer ganzen Reihe von Experimenten untersuchten

Abramson et al. (1955a-g), Levine et al. (1955) und Jarvik et al. (1955a-c) vor allem die kognitive Performanz unter geringen Dosen von LSD (meist 50 µg). Bei den Untersuchungen fiel auf, dass die Tests für mathematische Aufgaben, die verbalen Fähigkeiten und das abstrakte Denken die stärksten Verschlechterungen zeigten. Dagegen waren einfache Gedächtnistests, die Auge-Hand-Koordination und die Reaktionsgeschwindigkeit nur wenig beeinträchtigt. Den Forschern fielen außerdem eine gesteigerte Ablenkbarkeit und verringerte Konzentrationsfähigkeit auf. Auch die mentale Flexibilität und Umstellungsfähigkeit waren beeinträchtigt. Die Autoren schlussfolgern, dass bei niedrigen Dosen LSD eine erhebliche Störung der intelligenz-relevanten Fähigkeiten auftritt, die sich bei höherer Dosis steigerte.

Um mögliche Beeinträchtigungen von sehr kleinen Dosierungen von LSD auf intellektuelle Funktionen zu untersuchen, führte die US-Armee eine Studie an gesunden Soldaten mit 35 µg LSD durch. Die Soldaten hatten während des Versuchs die Aufgabe, Schach zu spielen, wobei sich eine leichte Verschlechterung zeigte (Ketchum 2006).

Wirkungen auf körperliche Funktionen

In einer Studie von Isbell et al. (1956) wurden verschiedene Dosen LSD in ihren Auswirkungen auf körperliche Funktionen untersucht. Einige Vp. erhielten kleine Dosen im Bereich von 20 und 40 µg. Bis zu einer Dosis von 1 µg/kg wurden nur sehr milde körperliche Wirkungen auf die Herzfrequenz, den Blutdruck und den Pupillendurchmesser festgestellt. Psychische Wirkungen waren dagegen auch schon bei 20 µg spürbar, hauptsächlich Angst und Stimmungsveränderungen, letztere meist in euphorischer Richtung.

Mayer-Gross et al. (1951, 1952) untersuchten den Einfluss kleiner Dosen von LSD (40 µg LSD) auf den Blutzuckerspiegel in einer Doppelblindstudie an 24 Vp. Unter LSD stieg der Blutzuckerspiegel um 9 mg/100 ml nach der ersten und um 11 mg/100 ml nach der zweiten Stunde. Die Ergebnisse insgesamt weisen darauf hin, dass der Kohlenhydratverbrauch unter LSD leicht ansteigt.

Liddel et Weil-Malherbe (1953) gaben 40–60 µg LSD in einer offenen Studie mit drei Vp., d.h. Versuchsleiter und Vp. wussten, was sie erhielten. Sie wollten den Einfluss von LSD auf den Adrenalinspiegel im Blut untersuchen. Die Blutspiegel stiegen zu Beginn der LSD-Reaktion stark an, um dann wieder langsam abzufallen.

Einige Experimentatoren untersuchten den Einfluss von kleinen

Dosen LSD auf den Schlaf und den Traumschlaf (sog. REM-Schlaf). In einem der Versuche wurden drei Vp. vor dem Schlafengehen 25 µg LSD verabreicht. Es zeigte sich eine gesteigerte körperliche Unruhe während des Schlafes und eine Ausdehnung der REM-Phasen (Toyoda 1964). In einer Studie von Muzio et al. (1966) erhielten 12 Vp. LSD-Dosen von 6 bis 40 µg. Die LSD-Gabe rief eine Verlängerung der ersten und zweiten REM-Phase um 20–24 % hervor. Die dann folgenden REM-Phasen waren dagegen verkürzt. Bei einigen Vp. wurde der Schlaf mehrfach unterbrochen, da sie aufwachten, wahrscheinlich verursacht durch das etwas erhöhte Erregungsniveau im Gehirn. Es zeigte sich nicht bei allen Vp. eine Verlängerung der Gesamtdauer der REM über die ganze Nacht hinweg.

Die Resultate der bisher durchgeführten Studien, die mit LSD im Minidosing-Bereich durchgeführt wurden, können folgendermaßen zusammengefasst werden:

Psychische Wirkungen

- Mentale Irritation
- Steigerung (guter oder schlechter) Stimmungen
- Psychologische Labilisierung
- Häufiger Verlust des gedanklichen Fadens
- Unmotiviertes Lächeln
- Verstärkte Imagination bei geschlossenen Augen
- Verstärkte Ängstlichkeit
- Gelegentliche kathartische Reaktionen (z.B. Weinen oder Lachen)
- Manchmal gesteigerte Wahrnehmung von Gefühlen und Motiven anderer

Kognitive Fähigkeiten

- Störung der meisten gemessenen kognitiven Fähigkeiten
- Verminderung der Intelligenz-Fähigkeiten
- Keine Verbesserung von irgendwelchen der gemessenen kognitiven Fähigkeiten
- Leichte Verbesserung psychomotorischer Fähigkeiten (z. B. Reaktionsgeschwindigkeit) bei einigen Vp.

Körperliche Wirkungen

- Keine Veränderungen von Körpertemperatur, Blutdruck, Herz- und Atemfrequenz
- Ausgeprägte Veränderung der Handschrift
- Gesteigerte Adrenalin-Spiegel im Blut
- Ausdehnung der Traumschlafphasen

Wirkungen von längerfristigem Microdosing

Wir verfügen derzeit über keine Studien, die die Wirkungen einer Einnahme von Mikrodosierungen von LSD über Wochen oder gar Monate hinweg untersucht hätten. Sophia Korb und James Fadiman haben im Internet eine Umfrage gestartet, in welcher sie Berichte von Personen sammelten, die eine Einnahme nach dem Fadiman-Schema (also alle drei Tage eine Mikrodosis LSD) durchgeführt hatten. Nicht viele Personen aus dem Pool von 2000 Befragten wurden registriert, die eine solche »Behandlung« über mehr als ein, zwei Wochen durchgeführt hatten. Über mehr als 90 Tage haben das anscheinend nur drei der 2000 Befragten gemacht. Alle drei hatten Krebs im Endstadium, was die Ergebnisse beeinflusst haben könnte. Da Korb und Fadiman die Vp. auch eine Stimmungsskala haben ausfüllen lassen, haben wir einigermaßen solide Daten dazu. Die Resultate weisen darauf hin, dass bis zu einer Dauer von 50 Tagen keinerlei Veränderungen in der Grundbefindlichkeit/Stimmung feststellbar waren. Im Bereich von Tag 50–60 zeigten sich dann plötzlich deutlich stärkere Ausschläge, was den Wechsel der Stimmung angeht. Dies sowohl in den positiven als auch in den negativen Stimmungsauslenkungen. Letztlich war die Stimmungslabilität deutlich erhöht; was nicht unbedingt von Vorteil sein dürfte (Korb 2018). Es bleibt darauf hinzuweisen, dass diese Versuche nicht unter wissenschaftlich kontrollierten Bedingungen stattfanden und ihre Ergebnisse daher bestenfalls unabgesicherte Hinweise geben können.

Beschreibungen subjektiver Wirkungen von sehr geringen Dosen LSD

Es gibt keine guten und ausführlicheren Beschreibungen (bisher auch nicht im Internet) über die Effekte von einmaligen und vor allem längerfristigen Wirkungen bei fortgesetztem Microdosing. Meist handelt es sich um Statements, die nicht länger als ein Satz und somit ziemlich nichtssagend sind. Auch Jim Fadiman konnte auf persönliche Nachfrage keine anderen Beschreibungen zur Verfügung stellen. Um trotzdem einen Einblick in die psychischen Wirkungen im Niedrigdosisbereich zu geben, bringe ich hier drei Beschreibungen von Versuchspersonen, die 37,5 µg, 20 µg und 40 µg LSD eingenommen haben. Bei den beiden letzten Beschreibungen handelt es sich um klassische Berichte aus einer der ersten klinischen Studien mit LSD von Gion Condrau aus dem Jahr 1948.

Minidosing-Experiment (Februar 2018)

13.05 Uhr Einnahme von 37,5 µg LSD

14.25 Uhr Schlechtes Sehen (Akkommodieren). Leichte mentale Irritation. Mehr Effort für Konzentration erforderlich. Gedankenführung mühsamer, auch den Faden zu halten, erfordert mehr Anstrengung.

14.50 Uhr Leichte Verstärkung der oben genannten Effekte. Stimmung eher minimal dysphorisch.

16.25 Uhr Mentale Irritation und Konzentrationsschwäche stärker. Eindeutige Effekte spürbar. Leeregefühl im Magen. Auch etwas essen half nur wenig. Flaues Gefühl bestand fort über Stunden. Unscharfes Sehen etwas schwächer (Anpassung?), war aber weiter vorhanden.

16.40 Uhr Rausgegangen, da mentale Irritation so groß, dass keine Büroarbeit mehr möglich, auch das Gefühl, das nicht mehr machen zu wollen, auch etwas »Egal«-Gefühl. Draußen dann Empfinden von etwas Distanz und Losgelöstsein von der Umwelt (*Detachment*). Tendenz, sich nicht konzentrieren zu wollen, auch beim Lesen von Bezeichnungen im botanischen Garten. Eine vermehrte Offenheit für sensorische Reize gab es nicht, im Gegenteil, es fühlt sich eher etwas tumber (*emotionally numb*) an, eher unschärfere Wahrnehmung. Leichtes Unwohlsein. Keine Euphorie oder wenn, dann nur sehr schwach und mischweise (mit zugleich Dysphorie). Nach wie vor flaues Gefühl im Magen.

17.30 Uhr Spürbar nachlassende Wirkung. Immer noch leichte unterschwellige Wirkung vorhanden, während Kommunikation gelegentlich spürbar. Für andere jedoch – auf Nachfrage – beim Telefonat nicht mehr wahrnehmbar; während die Effekte nach 1,5–3,5 Stunden in der Kommunikation offenbar von außen her wahrnehmbar waren und beschrieben wurden als ein bisschen langsameres und leicht verwaschenes Sprechen. Appetit war vorhanden, gegen 18 Uhr noch essen gegangen (Fischsuppe) im Bahnhof, wo es sehr voll war (nach Fußballspiel). War aber wenig beeinträchtigt, ging gut dort.

19.30 Uhr kaum noch wahrnehmbare Effekte.

20 Uhr immer noch leicht merkbar unterschwellige Effekte. Vielleicht ein bisschen mehr Aktivitätsdrang als normal. Auch noch nicht die Neigung, in den abendlichen Entspannungstrott (Samstag) zu verfallen. Daher noch einiges aufgeräumt.

20.45 Uhr immer noch ein leichter unterschwelliger Effekt spürbar.
Bei einem spontanen Telefongespräch circa 21 Uhr durchaus noch gewisse Konzentrationsprobleme, auch mit dem Fadenhalten der Gedanken. Wurde aber erst bewusst, als jemand anrief.

22.30 Uhr immer noch leicht spürbare Wirkung mit wenig Konzentrationsfähigkeit bzw. diese noch spürbar beeinträchtigt. Malnehmen (Mathe) war schwierig. Lesen geht aber, auch verstehen. Vielleicht einen Tick mühsamer.
Später abends dann noch die Doors »Softparade« wiedergefunden und dazu eine knappe Stunde getanzt. Schlaf ohne Probleme.

Synopsis: Insgesamt, bis auf Detachment und Undeutlichwerden, keinerlei optische Effekte. Keine Denkstörungen im eigentlichen Sinne, eher die normalen Denkabläufe. Diese aber nur mit mehr Effort zu steuern, teils auch Tendenz, den Faden zu verlieren, auch abends noch etwas mühsamer, kaum, aber doch merkbar. In der Kommunikation wird der Unterschied von außen bemerkt. Stimmung sicher nicht euphorisch, auch nicht wirklich dysphorisch; etwas autistisch sich anfühlend, etwas mehr Distanz zur Umwelt. Ein Gefühl von Intensivierung oder Spritzigkeit oder mehr Ideen oder so war nicht dabei. Eher das Erleben von Beeinträchtigung. Abends dann vielleicht etwas entspanntere, lockere Stimmung.

Im Vorfeld der Versuchsreihe von Condrau (1949) an Geisteskranken wurden auch einige gesunde Vp. untersucht, vorwiegend Ärzte. Zwei der sehr detaillierten Beschreibungen der Versuchspersonen werden hier wiedergegeben.

Protokoll 1 (Arzt, 20 µg LSD p.o.)

Der Arbeitseifer ließ plötzlich nach, ich lief die ganze Zeit im Büro umher, ohne auch nur das Geringste zu tun. Ich wäre nicht einmal fähig gewesen, einen Brief zu schreiben. Trotzdem befand ich mich in einem innerlich sehr tätigen Zustand: das Wissen um mein Nichtstun beschwerte mich nicht im geringsten. Ich empfand es als selbstverständlich.
Dazu kam eine beinah paranoide Einstellung zur Umwelt. Ich glaubte, jedermann sehe mich besonders scharf an, beobachte mich und müsse mich irgendwie verändert finden. ... Auch fand ich es höchst einfältig, dass ich ständig lachen musste. Dazu kann mein subjektives Empfinden von Schwere in den Gliedern, ebenso ataktische Störungen. Ich hatte das Gefühl, wenn mich jemand berühren oder leicht stoßen würde, würde ich umfallen. ...
Ein eigentliches Silbenstolpern wurde nicht bemerkt, jedoch andeutungsweise erschwertes Sprechen. Die Zunge war zeitweise etwas klobig, ich wäre kaum fähig gewesen, beispielsweise eine längere Rede zu halten. Die Schrift war nicht verändert, hingegen bestand subjektiv ein leichtes Gefühl des Unsicherseins beim Schreiben ...
Es bestand ferner ein starkes Mitteilungsbedürfnis, zeitweise direkt ein Rededrang. Während des Konzentrationsversuches hatte ich jedoch das Gefühl einer deutlichen Konzentrationsschwäche. So gingen mir allerhand Gedanken durch den Kopf, die ich einfach nicht verbergen konnte« (Condrau 1949: 15/16).

Protokoll 2 (Arzt, 40 µg LSD p.o.)

Etwa eine Stunde nach Einnahme trat ein allgemeines Hitzegefühl auf, dass sich langsam steigerte, bis es zu einem Schweißausbruch kam ... gleichzeitig stellte sich eine zunehmende Konzentrationsschwäche ein. Ich brauchte ungefähr eine Viertelstunde, bis ich zwei Telefonnummern im Verzeichnis gesucht und gefunden hatte. Das Interesse an der Büroarbeit schwand vollkommen. Ich konstatierte eine zunehmende motorische Erregung, die sich in einem Beschäftigungsdrang äußerte und mich zwang, andauernd im Büro umherzugehen, wobei ich Gegenstände und Akten auf dem Tisch verschob, hier und dort in einer Krankengeschichte blätterte, ohne mich aber nur im geringsten konzentrieren zu können. Dieser Zustand war mit dem subjektiven Gefühl einer starken Euphorie verbunden und erschien mir ganz natürlich.
Ich fühlte mich leicht, fast schwebend, dachte weder an Vergangenes noch Zukünftiges ... Es bestand ein eigentlich manisches Bild. Im Zimmer zog ich den Telefonstecker heraus, um in diesem schönen Zustand nicht gestört zu werden, und legte mich aufs Bett. Der Beschäftigungsdrang zwang mich aber sofort wieder, im Raum umherzugehen, eine angezündete Zigarette ließ ich wieder liegen, um in einem Kunstatlas zu blättern, dann aß ich einige Birnen halb und musste dazu immerfort lachen. Ich begann, auf die Schreibtischplatte zu trommeln und wurde durch diese Tätigkeit zu weiterem unwiderstehlichem Lachen gereizt.
Es erschien mir nun, als ob alle Anwesenden mich mit großen, dunklen Augen fortwährend anstarrten. Als mir eine Messingeidechse entgegengestreckt wurde, schreckte ich zurück, weil sie mir plötzlich als lebend erschien. ... Ein frisch gewichster Parkettboden schien mir plötzlich in ein intensives Orange gehüllt.

Einmal spürte ich starke Wadenschmerzen und hatte das Gefühl, es trete jeden Moment ein Wadenkrampf ein. Ich setzte mich auf den Boden und zappelte lachend mit den Beinen.
Im Dunkelzimmer zeigten sich deutliche optische Halluzinationen elementarer Art. Es bewegten sich unzählige helle Punkte wild durcheinander ... Ich erstaunte deswegen durchaus nicht, sondern fand diese Erscheinungen normal und betrachtete sie selbstversunken und vergnügt. ...
Gegen 12 Uhr klang der manische Zustand langsam ab und machte einem ganz anderen Platz. Daran war am hervorstechendsten eine Kontaktlosigkeit der Umwelt gegenüber. Ich registrierte zwar alles, vermochte mich aber keineswegs in affektive Beziehung dazu zu setzen. Autistisch abgeschlossen schien ich mich wie in einer zähflüssigen Masse darin zu bewegen. Die Denk- und Bewegungsabläufe wurden schwer verlangsamt. Alles bereitete unsägliche Mühe und erzeugte das Gefühl einer allerdings nicht unlustbetonten Hilflosigkeit.
Abends konnte ich trotz der starken Müdigkeit kaum einschlafen, weil ich verschiedene Nachtgeräusche illusionistisch umdeutete und jedes Mal aufschreckte« (Condrau 1949: 17).

Die angeführten Beschreibungen zeigen, dass schon geringe Dosen von LSD, die nur wenig oberhalb der Schwelle für Microdosing liegen, zu durchaus ausgeprägten und irritierenden Wirkungen führen können. Interessanterweise wurde in den »alten« Beschreibungen niemals von einer – sei es rein subjektiven – Verbesserung der kognitiven oder sonstigen Performance berichtet. Die Beschreibungen (wie auch die weiter vorne aufgeführten Untersuchungen zu kognitiven Funktionen) können auch als Hinweis darauf gewertet werden, dass unter der Wirkung von selbst geringen Dosen von Psychedelika kognitive und motorische Fähigkeiten beeinträchtigt sind. Daher dürfte sowohl die Alltagstauglichkeit als auch das Bedienen von Maschinen oder Autofahren in potenziell gefährlicher Weise beeinträchtigt sein. Deshalb sollten auch Versuche mit gering dosierten Psychedelika stets in einem geschützten Rahmen stattfinden und außerhalb von Tätigkeitsbereichen, wo Gefährdungen durch eingeschränkte kognitive und motorische Fähigkeiten entstehen könnten.

Förderung der Kreativität durch Microdosing?

Gleich vorab sei bemerkt, dass es keine wissenschaftlich gesicherten Hinweise auf eine kreativitätsfördernde Wirkung von Microdosing gibt. Es scheint auch vom wissenschaftlichen Gesichtspunkt her nicht besonders wahrscheinlich, dass eine nicht bemerkbare Dosis von Psychedelika spürbare bzw. sichtbare Wirkungen auf die Kreativität hat.

Doch das soll nicht daran hindern, hier in Kürze einige generelle Aspekte des Themas Psychedelika und Kreativität anzuschneiden. Seit den ersten Meskalinversuchen mit Künstlern in den

1940er Jahren (Maclay et Guttman 1941) war es umstritten, inwieweit Psychedelika kreative Prozesse befördern können. Die verwendeten Dosen bei dieser und den folgenden Studien bewegten sich stets im mittleren Bereich (200–400 mg Meskalin, 100-200 µg LSD). Bis auf das gut gemachte Experiment von Harman et al. (1966) und die kleine Studie von Fischer et Fox (1972) konnten die wenigen experimentellen Studien keine kreativitätsfördernden Wirkungen nachweisen (z.B. Berlin et al. 1955). Allerdings ist festzuhalten, dass die Versuche dann erfolgreicher waren, wenn es sich um begabte Künstler handelte und die Bedingungen so freizügig wie möglich gestaltet wurden (z.B. Janiger et Dobkin de Rios 1989). Dies zeigen auch die Versuche mit prominenten deutschen Künstlern am Max-Planck-Institut für Psychiatrie in München während der 1960er Jahre (Hartmann 1974). Auch konnten Masters et Houston (1968) und Krippner (1985) an den Arbeiten von Künstlern zeigen, dass deren Schaffen von Erfahrungen unter Psychedelika produktiv beeinflusst wurde.

Im Bereich experimenteller Studien mit gering dosierten Psychedelika ist die Studie von Kreppel (1964) zu erwähnen, die in dem dort verwendeten Kreativitätstest keine Verbesserung fand. Ebenso negativ fiel die ziemlich umfangreiche Untersuchung von Zegane et al. (1967) aus. Lediglich eine neuere Studie hat bei Minidosing mit Psilocybin (4–10 mg) gezeigt, dass dies eine kreativitätsförderliche Form des Denkens (divergentes Denken) verstärken soll. Allerdings wurde in der Studie nicht gezeigt, dass dies auch tatsächlich zu einer verbesserten Kreativität führt (Prochazkova et al. 2018). Dies zu belegen muss somit weiteren Untersuchungen vorbehalten bleiben.

Literatur

Abramson HA (1955), Lysergic acid diethylamide (LSD25): III. As an adjunct to psychotherapy with elimination of fear of homosexuality, Journal of Psychology 39: 127–155

Abramson HA, Jarvik ME, Hirsch MW (1955a), Lysergic acid diethylamide (LSD25): VII. Effect upon two measures of motor performance, Journal of Psychology 39: 455–464

Abramson HA, Jarvik ME, Hirsch MW (1955b), Lysergic acid diethylamide (LSD-25): X. Effect on reaction time to auditory and visual stimuli, Journal of Psychology 40: 39–52

Abramson HA, Jarvik ME, Hirsch MW, Ewald A (1955c), Lysergic acid diethylamide (LSD25): V. Effect on spatial relations abilities, Journal of Psychology 39: 435–442

Abramson HA, Jarvik ME, Kaufman MR, Kornetsky C, Wagner M (1955d), Lysergic Acid Diethylamide (LSD-25): I. Physiological and perceptual responses, Journal of Psychology 39: 3–60

Abramson HA, Jarvik ME, Levine A, Kaufman MR, Hirsch MW (1955e), Lysergic acid diethylamide (LSD-25): XV. The effects produced by substitution of a tap water placebo, Journal of Psychology 40: 367–383

Abramson HA, Kornetsky C, Jarvik ME, Kaufman MR, Ferguson MW (1955f), Lysergic acid diethylamide (LSD-25): XI. Content analysis of clinical reactions, Journal of Psychology 40: 53-60

Abramson HA, Waxenberg SE, Levine A, Kaufman MR, Kornetsky C (1955g), Lysergic acid diethylamide (LSD-25): XIII Effect on Bender-Gestalt test performance, Journal of Psychology 40: 341–349

Bender L, Sankar DVS (1968), Chromosome damage not found in leukocytes of children treated with LSD-25, Science 159: 749

Buchborn T, Grecksch G, Dieterich DC, Höllt V (2016), Tolerance to lysergic acid diethylamide: overview, correlates, and clinical implications. In: Preedy VR (ed.) Neuropathology of Drug Addictions and Substance Misuse, Volume 2. New York: Academic Press, S. 846–858

Carhart-Harris RL, Muthukumaraswamy S, Roseman L, Kaelen M, Droog W, Murphy K, Tagliazucchi E, Schenberg EE, Nest T, Orban C, Leech R, Williams LT, Williams TM, Bolstridge M, Sessa B, McGonigle J, Sereno MI, Nichols D, Hellyer PJ, Hobden P, Evans J, Singh KD, Wise RG, Curran HV, Feilding A, Nutt DJ (2016), Neural correlates of the LSD experience revealed by multimodal neuroimaging, Proceedings of the National Academy of the Sciences U.S.A. 113: 4853–4858

Clark LD, Clark LS (1956), The effects of cortisone on LSD-25 intoxication in schizophrenics patients, Journal of Nervous and Mental Disease 125: 561-562

Condrau G (1949), Klinische Erfahrungen mit Lysergsäurediäthylamid an Geisteskranken, Acta Psychiatrica et Neurologia 24: 9-32

Dolder PC, Schmid Y, Haschke M, Rentsch KM, Liechti ME (2015), Pharmacokinetics and Concentration-Effect Relationship of Oral LSD in Humans. International Journal of Neuropsychopharmacology 19(1), pii: pyv072. doi: 10.1093/ijnp/pyv072.

Dolder PC, Schmid Y, Steuer AE, Kraemer T, Rentsch KM, Hammann F et al (2017), Pharmacokinetics and pharmacodynamics of lysergic acid diethylamide in healthy subjects. Clinical Pharmacokinetics (e-pub ahead of print; doi:10.1007/s40262- 017-0513-9)

Fadiman J (2011), The psychedelic explorers guide: Safe, therapeutic, and sacred journeys. Rochester, VT: Park Street Press

Fadiman J (2016), Microdose research. Psychedelic Press 15: 53–59

Fischer R, Fox R (1972), Creative performance and the hallucinogenic drug-induced creative experience. Journal of Psychedelic Drugs 5: 29-36

Gouzoulis-Mayfrank E, Schreckenberger M, Sabri O, Arning C, Thelen B, Spitzer M, Kovar KA, Hermle L, Bull U, Sass H (1999), Neurometabolic effects of psilocybin, 3,4-methylenedioxyethylamphetamine (MDE) and d-methamphetamine in healthy volunteers. A double-blind, placebo-controlled PET study with [18F]-FDG. Neuropsychopharmacology 20: 565–581

Greiner T, Burch NR, Edelberg R (1958), Psychopathology and psychophysiology of minimal LSD-25 dosage: A preliminary dosage-response spectrum, A.M.A. Archives of Neurology and Psychiatry 79: 208–210

Hartmann RP (1974), Malerei aus den Bereichen des Unbewussten. Köln: Dumont

Hintzen A, Passie T (2010), The pharmacology of LSD – A critical review. Oxford, New York: Oxford University Press

Isbell H, Belleville RE, Fraser HF, Wikler A, Logan CR (1956), Studies on lysergic acid diethylamide (LSD-25): I. effects in former morphine addicts and development of tolerance during chronic intoxication, A.M.A. Archives of Neurology and Psychiatry 76: 468-78

Janiger O, Dobkin de Rios M (1989), LSD and creativity. J Psychoactive Drugs 21: 129–134

Jarvik ME, Abramson HA, Hirsch MW (1955a), Lysergic acid diethylamide (LSD-25): IV. Effect on attention and Concentration, Journal of Psychology 39: 373-383

Jarvik ME, Abramson HA, Hirsch MW (1955b), Lysergic acid diethylamide (LSD-25): VI. Effect upon recall and recognition of various stimuli, Journal of Psychology 39: 443–454

Jarvik ME, Abramson HA, Hirsch MW, Ewald AT (1955c), Lysergic acid diethylamide (LSD25): VIII. Effect on arithmetic test performance, Journal of Psychology 39: 465-473

Ketchum J (2006), Chemical warfare secrets almost forgotten. Santa Rosa, CA: Chembooks

Korb S (2018), Microdosing psychedelics: what's all the fuss about? Lecture at »Beyond Psychedelics« conference, Prague June 22, 2018

Kreppel G (1964), Die psychischen Phänomene im Schwellenbereich des Meskalin. Bonn: Friedrich-Wilhelms-Universität Dissertation

Krippner S (1985), Psychedelic drugs and creativity. Journal of Psychoactive Drugs 17: 235–246

Levine A, Abramson HA, Kaufman MR, Markham S (1955), Lysergic acid diethylamide (LSD-25),: XVI. The effect on intellectual functioning as measured by the Wechsler-Bellevue Intelligence Scale, Journal of Psychology 40: 385–395

Liddel DW, Weil-Malherbe H (1953), The effects of methedrine and of lysergic acid diethylamide on mental processes and on the blood adrenaline levels, Journal of Neurosurgery and Psychiatry 16: 7–13

Maclay WS, Gutmann E (1941), Mescaline hallucinations in artists, A.M.A. Archives of Neurology and Psychiatry 41: 130–137

Mayer-Gross W, McAdam W, Walker J (1952), Lysergsäure-Diäthylamid und Kohlenhydratstoffwechsel, Nervenarzt 23: 30–31

Mayer-Gross W, McAdam W, Walker J (1951), Psychological and biochemical effects of lysergic acid diethylamide, Nature 168: 827

Mueller F, , Dolder P, Schmidt A, Liechti M, Borgwardt S (2018), Altered network hub connectivity after acute LSD administration, Neuroimage 18: 694–701

Muzio JN, Roffwarg HP, Kaufman E (1966), Alterations in the nocturnal sleep cycle resulting from LSD, Electroencephalography and Clinical Neurophysiology 21: 313–24

Passie T (2019), The science of microdosing psychedelics. London: PsyPress

Passie T, Halpern JH, Stichtenoth DO, Emrich HM, Hintzen A (2008), The pharmacology of lysergic acid diethylamide: a review, CNS Neuroscience and Therapeutics 14: 295–314

Prochazkova L, Lippelt DP, Colzato LS, Kuchar M, Sjoerds Z, Hommel B (2018), Exploring the effect of microdosing psychedelics on creativity in an open-lable natural setting, Psychopharmacology (Berl) 235: 3401–3413

Riba J, Romero S, Grasa E, Mena E, Carrio I, Barbanoj MJ (2006), Increased frontal and paralimbic activation following ayahuasca, the pan-Amazonian inebriant, Psychopharmacology 186: 93–8

Savage C (1952), Lysergic acid diethylamide: A clinical-psychological study, American Journal of Psychiatry, 108: 896–900.

Sicuteri F (1977), Headache as metonymy of non organic central pain. In: Sicuteri F (ed.) Headache – New Vistas. Florence: Biomedical Press, S. 19-67

Stoll WA (1947), Lysergsäure-diäthylamid, ein Phantastikum aus der Mutterkorngruppe, Schweizer Arch Neurol Psychiat 60: 279–323

Toyoda J (1964), The effects of chlorpromazine and imipramine on the human noctural sleep electroencephalogram, Folia Psychiat Neurol Jap 18: 198–211

Upshall DG, Wailling DG (1972), The determination of LSD in human plasma following oral administration, Clinica Chimica Acta 36: 67–73

Vojtěchovský M, Safratová V, Havránková O (1972), Effect of threshold doses of LSD on social interaction in healthy students, Activitas Nervosa Superior 14: 115–6

Vollenweider FX, Leenders KL, Scharfetter C, Maguire P, Stadelmann O, Angst J (1997), Positron emission tomography and fluorodeoxyglucose studies of metabolic hyperfrontality and psychopathology in the psilocybin model of psychosis, Neuropsychopharmacology 16: 357–72

Yanakieva S, Polychroni N, Family N, Williams LTJ, Luke DP, Terhune DB (2018), The effects of microdose LSD on time perception: a randomised, double-blind, placebo-controlled trial, Psychopharmacology https://doi.org/10.1007/s00213-018-5119-x

Microdosing – Eine historische Anmerkung

Jochen Gartz

Das relativ neue Phänomen des »Microdosings« von Psychedelika wurde in der Jubiläumsausgabe von *Lucy's Rausch* (Row 2018) zusammenfassend beschrieben. Man verwendet dabei sehr geringe Dosierungen der Substanzen, um vielfältige positive Wirkungen zu erzeugen, die in den Alltag integriert werden sollen. Wegen des amerikanischen Überschwangs und fehlender Sprachkenntnisse außerhalb des englischen Wortschatzes wird diese Anwendung allgemein als US-amerikanische Entwicklung dargestellt; manche Befürworter sehen auch den berühmten, unfreiwilligen Versuch von Albert Hofmann vom 16. April 1943 als erstes »Microdosing« an. Hier trat allerdings die visionäre Kraft schon so zutage, dass man zwar die Wirkung als noch relativ schwach einschätzen kann – aber lange nicht mehr im Sinne von »Microdosing«.

Aus Europa gibt es jedoch eindeutige Hinweise zu dieser Anwendung schon einige Jahrzehnte vor der aktuellen Verwendung, sowohl im außerklinischen Bereich als auch zur medizinischen Therapie.

Bereits 1896 hatte Arthur Heffter in Leipzig das Meskalin aus Peyotl (*Lophophora williamsii*) isoliert, und am 8. Februar 1898 beschrieb er die Visionen beim Selbstversuch (Gartz 1999 & 2004). Die verwendeten 200 mg wurden dann in den folgenden klinischen Versuchen, hauptsächlich in Deutschland, bis zu 600 mg gesteigert und wirken in dem Dosisbereich als potentes Psychedelikum (Gartz 1999).

Sehr interessant ist, dass ebenfalls in Leipzig bereits 1927 ein Buch des bekannten französischen Peyote-Forschers Alexandre Rouhier erschien, das die Bedeutung des Meskalins und von Ayahuasca zur Erzeugung hellseherischer Zustände beschrieb (Rouhier 1927). Daraus wird die Verwendung nur geringer Mengen deutlich. Besonders bemerkenswert erscheint, dass ich in den Exemplaren des Buches in der Deutschen Nationalbibliothek (Leipzig) Aufkleber mit Werbung für Peyotltinktur fand (Gartz 1995):

> »Da der Bezug von Peyotl von den in dieser Schrift angegebenen Adressen in Paris und Columbien mit großen Umständen verbunden ist, hat der Verlag des Buches keine Mühe gescheut, eine bequemere Bezugsquelle ausfindig zu machen. So ist er jetzt in der angenehmen Lage, echt mexikanische Peyotl-Tinktur anbieten zu können, die bei der Anwendung nicht

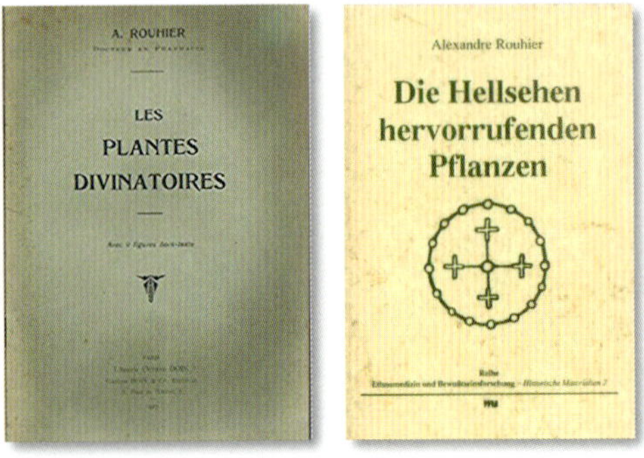

Französische Originalausgabe und deutsche Ausgabe des Buches von Alexandre Rouhier

nur viel einfacher, sondern auch viel wirksamer als die getrockneten Pflanzen ist, die erst in der richtigen Aufschließung und Verarbeitung, wie es bei der Tinkturherstellung geschieht, ihre volle Wirksamkeit entfalten. Eine Originalflasche Peyotltinktur, die nur gegen Voreinsendung des Betrages oder unter Nachnahme geliefert werden kann, kostet einschließlich Verpackung, Porto und Nachnahmespesen Mk 6,50. Max Altmann, Verlagsbuchhandlung, Leipzig«.

Schaut man sich die Extraktionsverfahren von Heffter an, dann wird deutlich, dass nur verdünnte Lösungen hinreichend stabil sind und keine späteren Ausfällungen garantieren. Man wird so bei den Anwendungen eher von »Microdosing« ausgehen müssen, auch im Hinblick auf die hellseherische Verwendung und die sonst notwendigen großen Mengen des klassischen Psychedelikums Meskalin.

Der Verlag druckte noch bis 1989 Kunstpostkarten; leider lässt sich der Verkauf der Tinktur wegen fehlender Unterlagen nicht mehr nachvollziehen.

Bei der Erforschung des Pilzwirkstoffes Psilocybin nach dessen Isolierung aus *Psilocybe mexicana* Heim im Januar 1958 wurden auch weitgehend unbekannte Anwendungen von Mikrodosierungen im medizinischen Bereich beschrieben. Die Publikation einer tschechischen Arbeitsgruppe um Sercl in einer renommierten Zeitschrift (Sercl et al. 1961) im Jahre 1961 wird in zwei sonst verdienstvollen Büchern nicht erwähnt (Leuner 1981, Passie 1997). Sie soll daher hier detailliert beschrieben werden (vgl. auch Gartz 2014).

»29-jähriger Patient, leidet an vasomotorischen Kopfschmerzen, die sich nach Kopfarbeit steigern, physische Anstrengungen verschlimmern den Zustand. Die Beschwerden charakterisiert er als stumpfen Genickschmerz, aufsteigend bis zum Scheitel. Weiter gibt er ein Jucken und Brennen der Lippen an, manchmal hat er nach geistiger Arbeit Parästhesien in den Fingern. In letzter Zeit verschlimmerte sich der Zustand derart, dass er sich auf eine geistige Arbeit nicht mehr konzentrieren konnte. Der Kranke wurde anfänglich mit Analgetika, Hypnotika und Stimulantien behandelt, der Zustand besserte sich jedoch nicht. Der Patient war depressiv und völlig arbeitsunfähig.

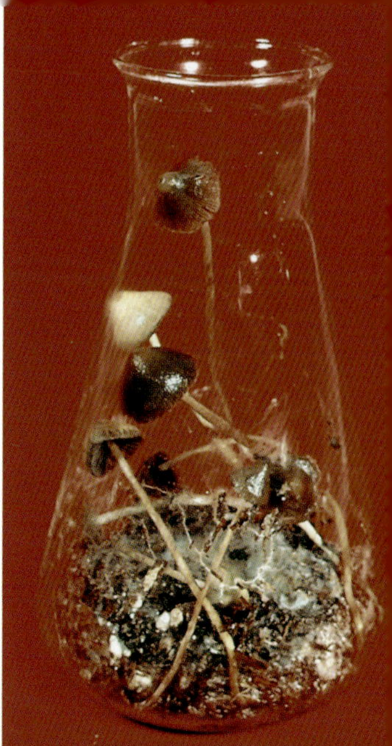

Psilocybe semilanceata *aus Jochen Gartz' Forschung (1985)*

Nach versuchter Ordination von 2 mal täglich 0,5 mg Psilocybin per os trat eine wesentliche Besserung ein, indem der Patient eine auffallende euphorische Stimmung aufwies. Diese Euphorie hielt den ganzen Tag an. Daher wurden für die Dauer von 13 Tagen täglich 2 mg Psilocybin per os in Tabletten à 0,5 mg verabreicht. Der Zustand besserte sich rasch. Der Kranke zeigte Interesse für Literatur und war nach der Entlassung aus der Klinik wieder arbeitsfähig. Er nahm bloß gelegentlich bei großer psychischer Belastung 1 Tablette Psilocybin à 0,5 mg ein. Anschließend erhielt der Kranke über 14 Tage Placebos verabreicht. Nach einem Monat war er beschwerdefrei und benötigte keine weitere Therapie. Diese Art schwerer, vasomotorischer Kopfschmerzen ist gegenüber üblichen Therapien resistent.»

Die Wirkungen und Mengen sind sehr bemerkenswert, so kommt 1 mg Psilocybin schon in 100 mg getrockneter *Psilocybe semilanceata* vor, die als häufigste natürlich vorkommende psychoaktive Art Europas gilt. Das Bild zeigt Pilze der Art, die in eigenen Untersuchungen 1985 auf Kompost wuchsen.

Bezüglich der sehr kleinen Mengen ist noch anzumerken, dass in einer anderen Untersuchung von 1961 (Rümmele et Gnirss 1961) selbst 6 mg Psilocybin folgendermaßen charakterisiert werden: »Einen weiteren Hinweis auf unbeeinträchtigte Luzidität sehen wir darin, daß die Beschreibung der plastischen oder farbigen Visionen und Wahrnehmungen äußerst sorgfältig formuliert wurde. Wir erhielten zum Beispiel folgende Schilderungen: ›die Schrift ist wie gemeißelt‹, ›wie Pfauenfedern‹, ›Form eines Totempfahles‹« …

Das »Microdosing« kann trotz der sehr geringen Mengen manchmal auch Überraschungen bereithalten. So beschrieb

Hanscarl Leuner in seinen klassischen Untersuchungen Ende der 50er Jahre, dass in einem Fall eine Hausfrau schon bei 10 Mikrogramm LSD unter ihrem Bett eine Hexe zu entdecken meinte und daraufhin in einen starken katatonen Erregungszustand geriet, der nur unter Mühen beendet werden konnte (Leuner 1962). Gerade bei dieser äußerst potenten Substanz mit Wirkungen im Mikrogramm-Bereich können starke Mengenschwankungen in den einzelnen Präparaten auftreten.

Literatur

Gartz, J. (1995), Ein früher Versuch der Kommerzialisierung von Peyotl in Deutschland. Integration 6, 45

Gartz, J. (2014), Psychedelika – historisch betrachtet. Engeldorfer Verlag, Leipzig (2007) & Arnshaugk Verlag, Neustadt/Orla

Gartz, J. (Hg.) (1999), Halluzinogene in historischen Schriften – Eine Anthologie von 1913–1968. Nachtschatten Verlag, Solothurn

Leuner, H. (1981), Halluzinogene – Psychische Grenzzustände in Forschung und Psychotherapie. H. Huber, Bern-Stuttgart-Wien

Leuner, H. (1962), Die experimentelle Psychose, Springer, Berlin, Göttingen Heidelberg: und Reprint 1997, VWB-Verlag, Berlin

Passie, T. (1997), Psycholytic and Psychedelic Therapy Research 1931–1995: A complete international Bibliography. Laurentius, Hannover

Rouhier, A. (1927), Die Hellsehen hervorrufenden Pflanzen. Altmann, Leipzig

Row, M. (2018), Microdosing – Psychedelika niedrig dosiert im Alltag verwenden. Lucy‘s Rausch 7, 90–94

Rümmele, W. & Gnirss, F. (1961), Untersuchungen mit Psilocybin, einer psychotropen Substanz aus Psilocybe mexicana. Schweizer Archiv für Neurologie, Neurochirurgie und Psychiatrie 87, 366–385

Sercl, M., Kovaria, J. & Jaros, O. (1961), Klinische Erfahrungen mit Psilocybin (CY 39 Sandoz). Psychiatria et Neurologia (Basel) 142, 137–146

Einfluss psilocybinhaltiger Pilze auf die Evolution des Menschen

Frank Sembowski

> Warum also beharren Forscher darauf, ein stammesgeschichtliches Problem zu lösen, das an die analytischen Grenzen der Daten stößt [...]? Die Antwort darauf ist ganz einfach – wir wollen wissen, wer wir sind.[1]
>
> Bernard Wood & Terry Harrison

Und es könnte doch etwas dran sein! 1992 äußerte der Ethnobotaniker und Pionier der Bewusstseinsforschung Terence McKenna die Vermutung, dass zwischen der Einnahme psilocybinhaltiger Pilze und der Abstammung des Menschen ein kausaler Zusammenhang besteht.[2] Diese Hypothese mochte im Jahr ihres Erscheinens noch weit hergeholt erscheinen. In jüngster Zeit haben jedoch die wiederentdeckte Mikrodosierung und kaum erhoffte Fortschritte in der Evolutionsbiologie Anlass dazu gegeben, sie erneut aufzugreifen. Nachfolgend soll erläutert werden, welche Begründungen die Evolutionstheorie für McKennas Hypothese liefert und wieso die Annahme der Beteiligung psilocybinhaltiger Pilze ausgerechnet in sehr niedriger Dosierung ihr frische Nahrung verschaffen kann.

Alle evolutionsbiologischen Prozesse müssen dahingehend beurteilt werden, welchen Einfluss sie auf den Fortpflanzungserfolg haben, und dies gilt ebenso für das Verständnis der Abstammung des Menschen. Damit Selektionsfaktoren wirken können, ist Vererbung erforderlich. Nur wenn ein Merkmal weitergegeben wird, kann die nächste Generation von ihm profitieren und sich evolutionär behaupten. Bezogen auf McKennas Vermutung lässt sich festhalten, dass diejenigen unserer Vorfahren, die aufgrund ihrer zufälligen genetischen Ausstattung für die Wirkung psilocybinhaltiger Pilze empfänglich waren, eine Steigerung ihrer reproduktiven Fitness erfuhren, was sich in mehr oder (gegenüber der Konkurrenz) besser an die gegebenen Bedingungen angepassten Nachkommen bemerkbar machte. Psychoaktive Pilze steigerten solcherart den adaptiven Wert unterschiedlicher physiologischer Merkmale – mit direkter Auswirkung auf die Stammesgeschichte des Menschen.

Die Hypothese besagt nicht, dass der Gebrauch psilocybinhaltiger Pilze eine zwingende Voraussetzung für die Menschwerdung war; sie bietet jedoch einen Erklärungsansatz dafür, dass die beachtliche Anzahl an günstigen Effekten, die psilocybinhaltige Pilze in sehr niedriger Dosis hervorrufen, nicht notwendigerweise als Zufall angesehen werden muss. Oder anders ausgedrückt: Psilocybinhaltige Pilze haben im *heutigen* Menschen genau deswegen die beobachteten förderlichen Effekte, weil im Lauf der Evolution unsere Vorfahren eine gesteigerte Sensibilität gegenüber den psychoaktiven Pilzbestandteilen erlangt haben.

Bezeichnend ist, dass sich diese Annahme aus der hohen Dosierung so nicht ergibt. hbgnbDie Erfahrung einer hohen Dosis stellt das konventionelle Realitätsprinzip in so drastischer Weise infrage, dass die Benutzer Wochen und Monate benötigen, das Erlebte aufzuarbeiten und zu verinnerlichen. Davon abgesehen setzt die hohe Dosis ein Lebewesen mit einer fortgeschrittenen geistigen Innenwelt voraus. Es ist kaum anzunehmen, dass diese Bedingung für Primaten am Anfang der Gattung *Homo* schon erfüllt war. Ohne die Fähigkeit aber, die Informationsflut eines vollumfänglichen Psilocybinrauschs auf der Ebene des Verstandes und der Persönlichkeit zu bewältigen, liegt es weit näher, von einer Vermeidungsreaktion auszugehen.

Was unterscheidet die Mikrodosierung und die sehr niedrige Dosierung von der höheren Dosierung? Von Mikrodosierung spricht man üblicherweise dann, wenn die Wirkung einer psychoaktiven Substanz unterschwellig bleibt, zumindest jedoch keine *substanziellen* Veränderungen der Wahrnehmung hervorruft. Die sehr niedrige Dosierung entzieht sich diesem Kriterium insofern, als diese während des Maximums der Wirkung (auf der Plateauphase) zwar nicht übertrieben, aber doch mehr oder weniger deutlich hervortritt. Sowohl die Mikrodosierung als auch die sehr niedrige Dosierung haben nicht die Berauschung an sich, sondern leistungssteigernde Effekte zum Ziel. Speziell die Mikrodosis erlaubt es, am Alltagsgeschehen wie gewohnt teilzunehmen oder dieses zeitweilig sogar besser zu bewältigen. Dementsprechend beeinflusst sein können die Wachsamkeit, die Kreativität, der Gedankenfluss oder das allgemeine Wohlbefinden.

Die hier vorgenommene quantitative Unterscheidung der Dosierungsbereiche beruht auf einer gesunden, erwachsenen Person von 70 kg Körpergewicht. Als Referenz dienen vollständig getrocknete Fruchtkörper der häufig in Kulturen verwendeten Art *Psilocybe cubensis.* Die in Europa am weitesten verbreitete Freiland-Art *Psilocybe semilanceata* hat durchschnittlich einen höheren Wirkstoffgehalt.[3,4] An dieser Stelle soll es nur um die Abgrenzung der Bereiche und nicht um eine Dosierungsempfehlung gehen.[5,6]

- Mikrodosis: 50 bis 100 mg
- Sehr niedrige Dosis: 100 bis 400 mg
- Mittlere Dosis: 1,5 bis 2,5 g
- Hohe Dosis: 3 bis 5 g

Wie man sieht, ist der für die Hypothese entscheidende untere Dosisbereich (Mikrodosis und sehr niedrige Dosis) vom psychedelischen Bereich eindeutig getrennt. Obwohl in Studien bislang der mittleren und hohen Dosis der Vorzug gegeben wurde, kann die mangelhafte Dokumentation durch persönliche Erfahrungsberichte ausgeglichen werden.[7] Diese mögen (von Ausnahmen abgesehen) wissenschaftlichen Kriterien nicht genügen, aber es wäre nicht das erste Mal, dass die Beobachtungen engagierter Laien zu neuen Erkenntnissen auf dem Gebiet der psychoaktiven Substanzen geführt hätten.[8]

Ohne auf Einzelfälle Bezug zu nehmen, lässt sich die Wirkung einer sehr niedrigen Dosis wie folgt beschreiben:

a) Sowohl die belebte als auch die unbelebte Natur erfährt einen sanften Bedeutungswandel. Die Grenze zwischen Innen- und Außenwelt beginnt ansatzweise zu verschwimmen. Ein erstes Gefühl stellt sich ein, als teilten die beobachtende Person und die Natur ein und dasselbe Bewusstsein.

b) Der Geist wird in einen Zustand gesteigerter Neugierde und Wachsamkeit versetzt. Die Vorstellungskraft und das kombinatorische Denken nehmen zu. Man ist zugänglicher für neue Erkenntnisse und Erfahrungen. Es fallen Details und Zusammenhänge auf, die man vorher nicht bemerkt hat.

c) Hören, Sehen, die Hautsinne und das Körperempfinden sind geschärft. Insbesondere das Hörvermögen wird bisweilen als geradezu schmerzlich gesteigert empfunden.

d) Einhergehend mit der Zunahme des Körpergefühls und der Sensibilisierung der Haut kann sexuelle Erregung auftreten.

e) Die Stimmung ist allgemein gehoben und heiter, ohne dabei ins Euphorische abzugleiten. Ein Gefühl der Zufriedenheit und Gelassenheit stellt sich ein.

f) Die emotionale Empathie (die Fähigkeit also, sich in andere Personen einzufühlen) ist verbessert. Sie wird begleitet von einer Stärkung der sozialen Kompetenz und des fürsorglichen (pro-sozialen) Verhaltens.

g) Schönheit und Ästhetik gewinnen an Kraft und Bedeutung und werden intensiver rezipiert.

Da obige Effekte schon durch die Einnahme geringer Mengen psilocybinhaltiger Pilze erzeugt werden, lässt sich unschwer rekonstruieren, wie es zur Entdeckung der Pilzeigenschaften kam. Selbst wenn die Pilze nur saisonbedingt zur Verfügung gestanden haben sollten, konnte man sie durch Trocknung zumindest für den Zeitraum eines Jahres haltbar machen und der Nahrung regelmäßig beimischen. Der Einsatz als psychoaktives Stimulans oder Heilmittel ist hierbei weniger spekulativ, als man vielleicht glaubt. Schon länger ist bekannt, dass unsere nahen Verwandten, die Schimpansen, zur Behandlung parasitärer Nematoden und schädlicher Bakterien (und möglicherweise auch zum Zweck der Berauschung) gezielt Blätter und Rinde verschiedener Pflanzenarten zu sich nehmen.[9,10,11]

Bemerkenswert ist nun, dass die oben beschriebenen Veränderungen nicht konform gehen mit dem zeitlichen Verlauf der Substanzkonzentration im Blutplasma.[12,13] Die akute Wirkung setzt zwar nach circa 40 bis 50 Minuten ein und erreicht gleichzeitig mit der Konzentration des eigentlichen Wirkstoffs Psilocin nach anderthalb Stunden in Form eines Plateaus ihr Maximum, aber häufig treten die subtilen Effekte in der abklingenden Phase stärker hervor. Mehr noch: Einzelne Wirkungen können über Tage und Wochen anhalten und in diesem Zeitraum deutlicher ausgebildet sein als in der akuten Phase. Hierzu gehören vor allem die Punkte der Bedeutungszunahme, der aufgehellten Stimmung, der gesteigerten Empathie und des intensiveren ästhetischen Empfindens. Möglicherweise war es gerade dieses Charakteristikum der zeitlichen Ausdehnung, das dafür sorgte, dass Psilocybin als Selektionsfaktor überhaupt Erfolg haben konnte.

Es fällt auf, dass jeder einzelne der angegebenen Punkte für sich genommen zur Erhöhung der reproduktiven Fitness beitragen kann. Um aber zu verdeutlichen, welche adaptiven Konsequenzen sich aus ihnen ergeben, seien drei wesentliche Lebensvoraussetzungen hervorgehoben: die Nahrungsbeschaffung, die Fortpflanzung und das Bewusstsein.

Der Zugewinn an Fitness lässt sich an der Kombination aus erhöhter Wachsamkeit und gesteigerter Reizaufnahme direkt ablesen. Die Art *Homo sapiens* hat sich mit der Zeit zu einer der invasivsten Arten des Planeten entwickelt, aber über mehrere Millionen Jahre bewegte sich die Größe ihrer Vorgängerpopulationen auf einem verhältnismäßig niedrigen Niveau. Ungeachtet der

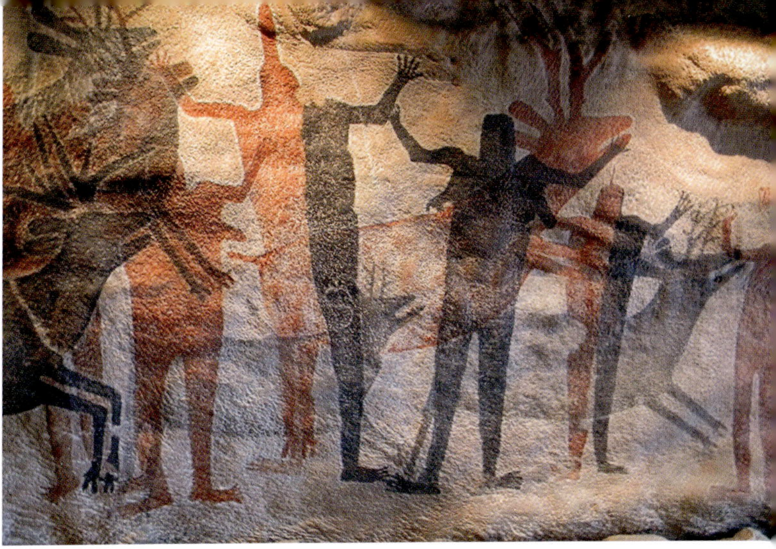

Höhlenmalerei

Zunahme des Gehirnvolumens war das Überleben keine Selbstverständlichkeit. Alles, was die Jagd oder Nahrungssuche erfolgreicher gestaltete, brachte einen evolutiven Vorteil.

Was die Fortpflanzung betrifft, ist es gewiss nicht so, dass die gesteigerte Lust und Intensität des Geschlechtsaktes für den Fortpflanzungserfolg ausschlaggebend waren. Bezogen auf die Lebensspanne bringen Primaten im Vergleich zu anderen Tierarten wenig Nachkommen hervor. Ausgeglichen wird dieser Mangel durch eine zeitliche wie qualitative Intensivierung der Brutpflege und durch eine häufig für den Rest des Lebens anhaltende Verbundenheit mit der Tochtergeneration. Ausgelöst durch die Pilzerfahrung kann die Verstärkung der emotionalen Beziehung zum Partner und der Bedeutungsgewinn – einerseits des Geschlechtsaktes und andererseits der Nachkommenpflege – der Sexualität eine grundlegende Dimension hinzugefügt haben.

Der meiner Ansicht nach aber wichtigste Einfluss der Pilzerfahrung bestand in einer katalytischen Veränderung des Bewusstseins. Auch wenn unsere Vorfahren eine nebelhafte und namenlose Vorstellung von der eigenen Person und dem Geschehen in der Natur hatten, war die Grenze zwischen der Instanz, die wahrnimmt, und demjenigen, was sie wahrnimmt, ursprünglich schwächer ausgeprägt als im heutigen Menschen. Der Psilocybinrausch sorgte nun dafür, dass alles Wahrgenommene *gleichermaßen* an Bedeutung gewann und sowohl Person als auch Umgebung wie von demselben lebendigen Bewusstsein durchdrungen empfunden wurden.

Wie aber soll diese Situation zu einem Überlebensvorteil gereicht haben? Die Hypothese besagt an dieser Stelle, dass vor dem Hintergrund erster gesteigerter kognitiver Fähigkeiten aus den durch die Pilzerfahrung begünstigten Faktoren Bedeutung, Neugierde, Wachsamkeit und Entgrenzung ein Bewusstsein entstand, das die *aktive* Durchdringung der wahrgenommenen Phänomene ermöglichte. Die Umwelt wurde in diesem Zustand nicht nur zu etwas Vertrautem, sie wurde zu einem Bestandteil des Einflussbereichs des eigenen Selbst. Das Pilzerlebnis war also die Geburtsstunde der freien Annäherung an die Naturphänomene, und darin liegt eine Qualität, die über bloße Neugierde, wie sie andere Tiere ebenfalls zeigen, eindeutig hinausgeht.

Dem Menschen der Gegenwart offenbart sich die Psilocybinwirkung so, dass einzelne Phänomene der belebten und unbelebten Natur zentral ins Bewusstsein rücken, woraufhin man diese fasziniert, dabei ohne den Wunsch, sie kontrollieren zu wollen, unbefangen und vorurteilsfrei betrachtet. Ein solcher Zustand hält Minuten oder Stunden an. Und wer beobachtet hat, mit welcher Intensität und Leichtigkeit viele Kinder noch die unscheinbarsten Insekten, Steine oder Gräser bestaunen, erhält eine Ahnung davon, wie sich jenes stammesgeschichtliche Bewusstsein geäußert hat, das noch frei war von der Realität der Symbole, die durch Kultur, Sozialisation, kommunikatives Lernen und staatliche Regeln vorgegeben sind.

Es sei daran erinnert, dass wir uns im Bereich der sehr niedrigen Dosierung befinden. Mittlere und hohe Dosierungen induzieren andere Vorgänge.[14] Bestimmte Effekte der sehr niedrigen Dosis treten zwar auch im höheren Dosisbereich auf, aber gleichzeitig beginnen die Effekte der höheren Dosis jene massiv zu überlagern. Unter anderem betrifft das die angstbehaftete Ich-Auflösung (Ego-Tod), das Gefühl der (sich bereits in der niedrigen Dosis andeutenden) ozeanischen Entgrenzung und die rapide Abnahme der Konzentrationsfähigkeit, vor allem in der dissoziativen Phase. Im Sinne der hier diskutierten Hypothese müssen Effekte wie Schwindel, eine starke Veränderung des Zeitempfindens, komplexe visuelle Pseudohalluzinationen und Irritationen des Gehörs gleichfalls als kontraproduktiv gedeutet werden. Das angsthemmende (und stimmungsaufhellende) Potenzial, die emotionale Aktivierung, die Linderung von sozialem Schmerz und die Empathiesteigerung können durch eine hohe Dosis gleichwohl noch betont sein.

Damit aber die Vermutung der wiederholten Einnahme sehr niedriger Psilocybin-Dosen argumentativ nicht angreifbar ist, müssen zusätzliche Voraussetzungen erfüllt sein:

a) Es ist erforderlich, dass psilocybinhaltige Pilze im Verbreitungsgebiet unserer Vorfahren, wenn auch nicht ganzjährig, so doch in ausreichender Zahl zur Verfügung standen.

b) Der regelmäßige Konsum von Psilocybin darf den Organismus nicht schädigen.

c) Eine aus Versehen eingenommene größere Menge an Pilzen sollte weder Vergiftungssymptome noch Langzeitschäden hervorrufen.

d) Gerade bei der niedrigen Dosis müssen sich unerwünschte Wirkungen in Grenzen halten.

e) Die Pilze sollten weder körperlich noch psychisch süchtig machen.

f) Es darf zu keiner Toleranz (das bedeutet, zu keinem Gewöhnungseffekt) kommen.

Nach aktuellem Stand der Forschung kann man obige Bedingungen weitgehend als erfüllt betrachten. Wie zu erwarten, existiert auch für Psilocybin eine mittlere letale Dosis – sie fällt aber so hoch aus, dass sie in der Praxis keine Rolle spielt. Man müsste schon 17 Kilogramm frische Pilze verzehren[15], um diese Dosis zu erreichen, was angesichts der geschmacklichen Herausforderung schwierig sein dürfte.

Bei hohen Dosen können während des Rauschs (nicht jedoch zeitlich darüber hinaus) Übelkeit, Bauchkrämpfe, leichte Muskelverspannungen und ein sich in Zittern äußerndes Kältegefühl eintreten. Der Blutdruck und der Puls sind mitunter kurzzeitig erhöht (letzteres vermutlich abhängig von der Pilzart).[16,17] Insgesamt fallen die unerwünschten physiologischen Effekte auch bei einer hohen Dosis milde aus.[18] Bei sehr niedrigen Dosen sind sie vernachlässigbar; am häufigsten beobachtet man innerhalb der ersten Stunden nach der Einnahme ein Druckgefühl im Magen- und Darmbereich.

Darüber, ob sehr niedrige Dosen bei lang anhaltendem Konsum Folgeschäden verursachen, ist bisher nichts bekannt. Dessen ungeachtet müssen für eine sichere Aussage die ersten pharmakologischen und klinischen Einschätzungen abgewartet werden, die sich vornehmlich mit der Mikrodosierung beschäftigen.

Psychotrope Pilze derjenigen Gruppe, die Psilocybin oder Psilocin enthalten, sind weltweit verbreitet.[19] Ihr Areal erstreckt sich über Afrika, Europa, Asien, Süd- und Nordamerika genauso wie über die Landmassen Japan, Australien und Neuseeland. Psilocybinhaltige Pilze haben die unterschiedlichsten Klimazonen und Höhenstufen erobert; sie wachsen auf Meeresniveau nicht weniger als in Höhen von 4000 Metern.[20] Aufgrund der klimatischen Veränderungen der letzten zwei Millionen Jahre lässt sich nicht mit Bestimmtheit feststellen, wie häufig diese Pilze im Ursprungsgebiet der Gattung *Homo* waren. Die geringe Anzahl an Nachweisen im heutigen Zentralafrika ist aller Wahrscheinlichkeit nach darin begründet, dass Mykologen diese Region bisher vernachlässigt haben.[21] Die existierenden Nachweise (unter anderem in Kenia, wo sich mit *Homo rudolfensis* und *Homo habilis* tatsächlich die ersten Vertreter der Gattung *Homo* aufhielten) zusammen mit dem ubiquitären Verbreitungsstatus erlauben den Schluss, dass unsere Vorfahren mit psychotropen Pilzen zumindest regional in Kontakt gekommen sind.

Zur Toleranzentwicklung bei der mittleren Dosis lässt sich sagen, dass die Wirkung bei Einnahme an drei bis vier aufeinanderfolgenden Tagen auch durch den Verzehr höherer Dosen nicht mehr gesteigert werden kann.[22] Bei der mittleren Dosis ist die Sensibilität nach sechs Tagen wiederhergestellt – bei der Mikrodosierung tritt sie aller Wahrscheinlichkeit nach überhaupt nicht auf.[23,24] Selbst wenn sie bei der sehr geringen Dosis vorliegen sollte, fiele sie nicht weiter ins Gewicht. Wie angedeutet, ist die tägliche Einnahme nicht Teil der Hypothese, weil die Veränderung einiger der oben geschilderten Effekte anhält.

Damit stößt man auf die eingangs gestellte Frage, ob man es als Zufall gelten lassen möchte, dass psilocybinhaltige Pilze in geringer Dosierung so erstaunlich viele nutzbringende Eigenschaften haben. Selbst wenn dies aus Unkenntnis der realen Abläufe zuerst einmal eine Vermutung bleiben muss, bietet die Annahme, dass an dieser Stelle evolutionäre Prozesse hineingespielt haben, einen sinnvollen Erklärungsansatz. Veränderungen des Erbguts (Mutation plus Rekombination) und natürliche Selektion sind klassische Evolutionsfaktoren, denen hier eine prominente Rolle zugeschrieben werden kann. Zu erwarten ist aber auch, dass epigenetische Phänomene (zusammen mit natürlicher Selektion) beteiligt gewesen sind.

Die Epigenetik untersucht, welche Umweltfaktoren die Expressivität von Genen beeinflussen und wie diese Aktivitätsmuster an nachfolgende Zellgenerationen weitergegeben werden, ohne dass die DNA-Sequenz verändert ist. Bleibt ein Aktivitätsmuster stabil und wird es bei der Ausbildung der Keimzellen übernommen, kann es zur Aufrechterhaltung desselben über mehrere Generationen kommen (man spricht dann von generationsübergreifender epigenetischer Vererbung). Finden sich die Nachkommen in einer ähnlichen Umwelt wie die Eltern wieder und erhöht die epigenetische Veränderung die Fitness in Bezug auf diese Umwelt, ergibt sich daraus ein Selektionsvorteil.[25] Ob Mechanismen existieren, die dafür sorgen, dass epigenetische Einflüsse nach erfolgreicher Etablierung dauerhaft genetisch fixiert werden, ist Gegenstand der Diskussion. Falls zutreffend, kann man sie als einen mehrstufigen genetischen Vorgang zur Bestätigung von umweltbedingten Korrekturfaktoren interpretieren, der selbst wiederum als das Ergebnis dynamischer evolutionärer Prozesse verstanden werden muss.

Allgemein lässt sich sagen, dass ein biologisches Phänomen mit einiger Wahrscheinlichkeit auf epigenetischer Grundlage beruht, wenn der Organismus lange nach dem auslösenden Ereignis beeinflusst ist. Dies gilt beispielsweise für den Zusammenhang zwischen Kindesmissbrauch oder emotionaler Vernachlässigung in der Kindheit und Depression im Erwachsenenalter.[26] Analoges beobachtet man in Bezug auf Therapie und Heilung beim Psilocybinrausch.[27] Integratives Lernen mag ebenfalls beteiligt sein, doch setzt dieses nicht unbedingt direkt nach Ende des Rauschs ein, sodass es die eigentliche Kontinuität der Wirkung nicht zu erklären vermag.

Die sich gerade manifestierende Erweiterte Synthese der Evolutionstheorie (engl. *extended evolutionary synthesis*) fügt diesem Schema weitere Bausteine hinzu: Im Gegensatz zur bisherigen Synthetischen Evolutionstheorie (engl. *modern synthesis*) wird die Vererbung auch nicht-genomischer Information angenommen, zu der neben epigenetischer zusätzlich noch ökologische, elterliche und (hier von größter Bedeutung) kulturelle Vererbung gehören.[28,29,30]

Versteht man unter Kultur lediglich eine Ansammlung von Verhaltensweisen, die sozialen Zuspruch erfahren und durch Nachahmung und Lernen an Mitglieder einer Gruppe so lange vermittelt werden, bis sie sich verselbstständigt haben und Tradition entstanden ist, kann man vielen Arten Kultur zusprechen.[31] Die menschliche Fähigkeit, Kultur zu begründen, geht darüber jedoch weit hinaus. Wir sind von Natur aus nackt, und nicht unsere Geschicklichkeit kleidet uns, sondern unsere Kultur. Zu irgendeinem Zeitpunkt in der Stammesgeschichte haben unsere Vorfahren die Fähigkeit erlangt, zu abstrahieren und mit geistigen Entitäten und Symbolen pragmatisch umzugehen. Diesen Aspekt der Erschaffung einer korrelativen geistigen Realität (ausgehend von der erweiterten Naturwahrnehmung) kann man in Anlehnung an die Gestaltung einer ökologischen Nische (engl. *niche construction*) als kulturelle Nische begreifen.[32]

Nachdem unsere Vorfahren die Begrifflichkeit der Kultur erlangt und eine Vorstellung davon entwickelt hatten, worin sich Kultur äußert, trat Kultur selbst als Evolutionsfaktor in Erscheinung. Der Hauptschauplatz im Kampf ums Überleben ist seitdem vor allem der Spuk in unseren Gehirnen. Terry Deacon beschreibt diese Facette der kulturellen Nische als »ein großes allgegenwärtiges semiotisches Ökosystem, in dem wir uns entwickeln«[33]. Aus biologischer Sicht und in Anlehnung an die erweiterte Evolutionstheorie schafft Kultur die Voraussetzung dafür, die Fitness auch der nicht-genomischen Vererbung zu erhöhen. An diesem Prozess der Erzeugung geistiger kultureller Größen kann die Pilzerfahrung ebenfalls beteiligt gewesen sein. Ihr wichtigster und nicht zu unterschätzender Einfluss mag darauf beruhen, das ästhetische Empfinden gefördert und den Sinn für das Schöne und Harmonische im Alltag und in der Kunst ausgebildet zu haben. Demzufolge wäre Kunst nicht allein auf Zweckmäßigkeit beschränkt, sondern (im Gegensatz zum üblichen Verständnis) ein eigenständiger Motor menschlicher Evolution innerhalb der kulturellen Nische.

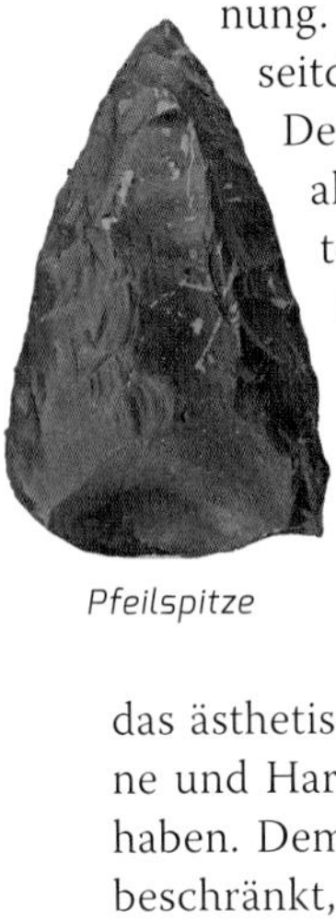

Pfeilspitze

Als Begründung für die anschließende Entwicklung in Richtung einer immer dominanter werdenden Kultur taugt die Pilzerfahrung dagegen weniger. Die kulturelle Nische hat sich dank der ihr eigenen Vitalität nach und nach verselbstständigt. Merkmale wie die Steigerung der Fähigkeit, Vorhersagen zu treffen, Situationen zu visualisieren und Symbole assoziativ und regelbasiert miteinander zu verknüpfen, unterliegen selbst wieder evolutionären Gesetzmäßigkeiten.[34] Alle nachfolgenden

Ausprägungen kann man daher als Konvergenzentwicklungen auffassen. Zu diesen zählen komplexe Werkzeugherstellung, Ackerbau, Schriftgebrauch, Gesellschafts- und Kooperationssysteme, Währungen, Religionen, Philosophie, Kunst und Wissenschaft.

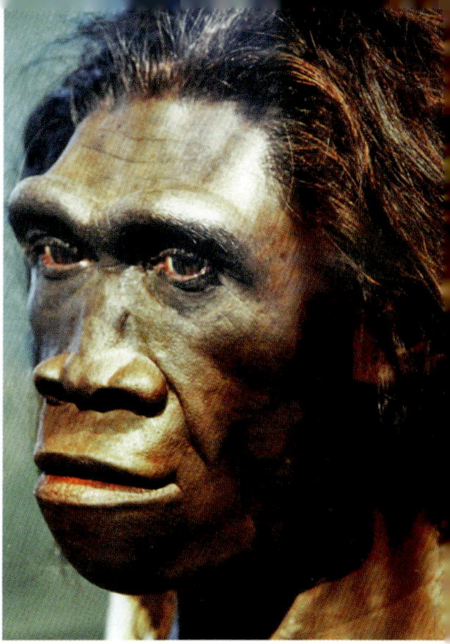

Modell eines weiblichen Homo erectus

Was geografische Ausdehnung und Reproduktion anbelangt, sind wir als Art extrem erfolgreich gewesen, und daran hatte die kulturelle Nische, die wir uns geschaffen haben, den entscheidenden Anteil. Unsere bedeutendste Errungenschaft und Eigenheit ist allerdings gleichzeitig auch unsere größte Herausforderung: Wir sind *zu* erfolgreich gewesen. Unser Geist hat sich verstrickt im Gewebe der Imagination. Das außerhalb Liegende ist nachgerade unerreichbar geworden. Wir vermögen ausschließlich in den Bahnen zu denken, welche die innere Symbol-Welt uns vorgibt, oder wie Aldous Huxley es ausdrückt: Jedes Individuum ist gleichermaßen Nutznießer wie auch Opfer der linguistischen Tradition und des Symbol-Systems, in das es hineingeboren wurde.[35] Unsere kulturelle Nische teilt hierbei das gleiche Schicksal wie unser physischer Körper: Sie kann als Ausgangsbasis für den nächsten evolutionären Schritt dienen, nicht aber einfach ausgetauscht oder abgeschafft werden.

Die Beschreibung der evolutionären Mechanismen war erforderlich, weil nicht der Eindruck entstehen sollte, die Pilzerfahrung sei etwas Übersinnliches gewesen, das sich der nüchternen Betrachtung entzieht. Aber auch wenn dem Geschehen nichts Übernatürliches anhaftet, würde sich die Erfahrung mit psilocybinhaltigen Pilzen doch in jene auffälligen Episoden der Geschichte des Lebens einreihen, für die eine Umkehr zu einem späteren Zeitpunkt schwer möglich erscheint. Mit der Erhebung des Bewusstseins und der kulturellen Inklusion war ein Schritt erreicht, der als ebenso prägend angesehen werden kann, wie der Übergang vom einzelligen zum vielzelligen Leben vor etwa zwei bis drei Milliarden Jahren.

Die Hypothese lässt erwarten, dass beim heutigen Menschen die psychoaktive Sensibilität gegenüber Psilocybin im Vergleich zu verwandten Tierarten am stärksten ausgeprägt ist. Im Prinzip wäre dies experimentell überprüfbar, allerdings muss (von ethischen Bedenken abgesehen) die Aussagekraft, ob *spezifische* psychoaktive Effekte bei anderen Tieren auftreten, als ausgesprochen gering eingeschätzt werden. Naturgemäß kann der Nachweis eines evolutionären Sachverhalts, der vor Millennien stattgefunden hat, nur logisch abgeleitet werden. Ohne den Beleg der molekularbiologischen Abläufe im expliziten, urgeschichtlichen Kontext versteht man die Hypothese am besten zuerst einmal so, dass sie einen von mehreren möglichen Einflüssen beschreibt. Dieser Einschränkung zum Trotz werden diejenigen der Hypothese kritisch gegenüberstehen, die das unverwechselbare Wirkungsspektrum psilocybinhaltiger Pilze nicht kennen. Es ist die Eigenart psychedelischer Substanzen, dass sich ihre Tiefschichtigkeit und Mehrdimensionalität der Beschreibung weitgehend entzieht. Weil die Hypothese im Kern auf der experimentellen Erfahrung des Psilocybinrauschs beruht, gehört die Reproduktion desselben aber unweigerlich zur Beweisführung dazu.

Als Terence McKenna seine auf persönlichen Erfahrungen beruhende Idee formulierte, dass psilocybinhaltige Pilze die Ursache sind, sowohl für kulturelle als auch phylogenetische Eigenheiten des Menschen, existierte die Erweiterte Synthese der Evolutionstheorie noch nicht. Indem man den aktuellen Forschungsstand berücksichtigt und den potenziellen stammesgeschichtlichen Einfluss psilocybinhaltiger Pilze konsequent auf das bezieht, was aus der Wirkung sehr niedriger Dosen direkt ableitbar ist, lässt sich McKennas Vermutung neuerdings präzisieren.

Die Frage ist aber nicht allein, *ob* es einen Einfluss von Psilocybin auf die Stammesgeschichte des Menschen gab, sondern auch und vor allem *wann* sich dieser bemerkbar machte. Meiner Ansicht nach kann es nicht darum gehen, die frühen zivilisatorischen Errungenschaften des heutigen Menschen zu erklären. Als diese erbracht wurden, verfügten wir bereits über Sprache, Symbolgebrauch und ein leistungsfähiges, universelles Gehirn. Naheliegender ist es, dass Psilocybin als Geburtshelfer jeweils in einem *anfänglichen* Stadium der Entwicklung auftrat – dies sowohl bei der Abspaltung der Art *Homo erectus* vor etwa 1,8 Millionen Jahren als auch (in demselben oder einem späteren Zeitraum) bei der Ausbildung einer uns Menschen eigentümlichen kulturellen Nische.

Wenn man an Psilocybin denkt, fallen einem an erster Stelle dessen Heilungs- und Erneuerungskräfte ein, wie man sie für die Entwicklung der Persönlichkeit und für die Behandlung von Depressionen oder Angstzuständen nachweisen konnte.[36,37,38] Dass Psilocybin im Mikrodosierungsbereich zeitweise dazu eingesetzt wird, die Leistungsanforderungen der Gesellschaft zu erfüllen, mag einen im ersten Moment befremden. Davon abgesehen, dass die Verurteilung dieser Praxis nicht gleichzeitig auch deren Ursachen beseitigt, stellt sich die Frage, ob der Einsatzzweck von demjenigen in der Urgeschichte wirklich so stark abweicht. Aus Sicht der Evolution ging es damals genauso wie heute ums Überleben. Es ist eine Spezialität des *Homo sapiens,* dass der Existenzkampf sich vornehmlich innerhalb dessen abspielt, was man als geistige kulturelle Nische identifiziert hat. Mit der Verurteilung oder Unterdrückung von Psilocybin (im Mikrodosierungsbereich oder darüber hinaus) würden wir die eigene Vergangenheit und Identität verleugnen. Und genau wie in den Morgenstunden der Menschheit könnte uns Psilocybin dabei helfen, *neue* evolutionäre Vorgänge in der kulturellen Nische anzustoßen, um Zukunftsweisendes auch dort zu erreichen, wo die Einseitigkeit des Intellekts uns vielleicht nicht mehr weiterhilft.

Anmerkungen

1 Wood (2011): The evolutionary context of the first hominins. S. 350. (Übers. d. Verf.).

2 McKenna (1993): Food of the Gods. S. 20–57.

3 Beug (1982): Psilocybin and psilocin levels in twenty species from seven genera of wild mushrooms in the Pacific Northwest, U.S.A. S. 281.

4 Bigwood (1982): Variation of psilocybin and psilocin levels with repeated flushes (harvests) of mature sporocarps of Psilocybe cubensis (Earle) Singer.

5 Amsterdam (2011): Harm potential of magic mushroom use: A review. Regulatory Toxicology and Pharmacology. S. 424.

6 Hasler (2004): Acute psychological and physiological effects of psilocybin in healthy humans: a double-blind, placebo-controlled dose–effect study.

7 Fadiman (2011): The Psychedelic Explorer's Guide. S. 198–211.

8 www.clusterbusters.org/about-us/

9 Wrangham (1983): Aspilia spp. Leaves: A Puzzle in the Feeding Behavior of Wild Chimpanzees.

10 Page (1992): Biologically active diterpenes from Aspilia mossambicensis, a chimpanzee medicinal plant.

11 Koshimizu (1994): Use of Vernonia amygdalina by Wild Chimpanzee: Possible Roles of Its Bitter and Related Constituents.

12 Brown (2017): Pharmacokinetics of Escalating Doses of Oral Psilocybin in Healthy Adults. S. 1551.

13 Passie (2002): The pharmacology of psilocybin. S. 361.

14 Hasler (2004): Acute psychological and physiological effects of psilocybin in healthy humans: a double-blind, placebo-controlled dose–effect study.

15 Amsterdam (2011): Harm potential of magic mushroom use: A review. Regulatory Toxicology and Pharmacology. S. 425.

16 Hasler (2004): Acute psychological and physiological effects of psilocybin in healthy humans: a double-blind, placebo-controlled dose–effect study. S. 150 f.

17 Amsterdam (2011): Harm potential of magic mushroom use: A review. Regulatory Toxicology and Pharmacology. S. 425.

18 Ebenda S. 427.

19 Guzmán (1998): A worldwide geographical distribution of the neurotropic fungi, an analysis and discussion.

20 Ebenda S. 199.

21 Ebenda S. 202.

22 Studerus (2011): Acute, subacute and long-term subjective effects of psilocybin in healthy humans: a pooled analysis of experimental studies. S. 1448.

23 Yensen (1994): Dreißig Jahre psychedelische Forschung: Das Spring Grove Experiment und seine Folgen. S. 156 (hier am Beispiel von LSD).

24 Fadiman (2011): The Psychedelic Explorer's Guide. S. 210.

25 Cubas (1999): An epigenetic mutation responsible for natural variation in floral symmetry.

26 Heim (2010): Neurobiological and Psychiatric Consequences of Child Abuse and Neglect. Developmental Psychobiology. S. 677.

27 Griffiths (2016): Psilocybin produces substantial and sustained decreases in depression and anxiety in patients with life-threatening cancer: A randomized double-blind trial.

28 Laland (2015): The extended evolutionary synthesis: its structure, assumptions and predictions.

29 Danchin (2011): Beyond DNA: integrating inclusive inheritance into an extended theory of evolution. Nature Reviews Genetics. S. 475.

30 Badyaev (2009): Parental effects in ecology and evolution: mechanisms, processes and implications.

31 Fuentes (2017): How humans and apes are different, and why it matters. S. 155.

32 Laland (2006): Niche Construction, Human Behavior, and the Adaptive-Lag Hypothesis.

33 Deacon (2016): On human (symbolic) nature: How the word became flesh. In: Etzelmüller (2016): Embodiment in evolution and culture. S. 129–149.

34 McKenna (1993): Food of the Gods. S. 48.

35 Huxley (1977): The Doors of Perception and Heaven and Hell. S. 20.

36 Griffiths (2006): Psilocybin can occasion mystical-type experiences having substantial and sustained personal meaning and spiritual significance.

37 Griffiths (2016): Psilocybin produces substantial and sustained decreases in depression and anxiety in patients with life-threatening cancer: A randomized double-blind trial.

38 Ross (2016): Rapid and sustained symptom reduction following psilocybin treatment for anxiety and depression in patients with life-threatening cancer: a randomized controlled trial.

Literatur

Amsterdam, Jan van; Opperhuizen, Antoon; Brink, Wim van den (2011): Harm potential of magic mushroom use: A review. Regulatory Toxicology and Pharmacology. Vol. 59 (2011): S. 423–429.

Badyaev, Alexander V.; Uller, Tobias (2009): Parental effects in ecology and evolution: mechanisms, processes and implications. Philosophical Transactions of the Royal Society B. Vol. 364 (2009): S. 1169–1177.

Beug, Michael W.; Bigwood, Jeremy (1982): Psilocybin and psilocin levels in twenty species from seven genera of wild mushrooms in the Pacific Northwest, U.S.A. Journal of Ethnopharmacology. Vol. 5, Issue 3: S. 271–285.

Bigwood, Jeremy; Beug, Michael W. (1982): Variation of psilocybin and psilocin levels with repeated flushes (harvests) of mature sporocarps of Psilocybe cubensis (Earle) Singer. Journal of Ethnopharmacology. Vol. 5, Issue 3: S. 287–291.

Brown, Randall T.; Nicholas, Christopher R.; Cozzi, Nicholas V.; et al. (2017): Pharmacokinetics of Escalating Doses of Oral Psilocybin in Healthy Adults. Clinical Pharmacokinetics. Vol. 56, Issue 12: S. 1543–1554.

Carey, Nessa (2012): The Epigenetics Revolution. London: Icon Books.

Clusterbusters (2018): Projects, Objectives & Goals. www.clusterbusters.org/about-us/ (Clusterbusters® Inc. ist eine gemeinnützige Forschungs- und Bildungsorganisation, die sich der Suche nach einer wirksamen Behandlung von Clusterkopfschmerzen widmet.) Abgerufen am 16.7.2018

Cubas, Pilar; Vincent, Coral; Coen, Enrico (1999): An epigenetic mutation responsible for natural variation in floral symmetry. Nature. Vol. 401, 9 September 1999: S. 157–161.

Danchin, Étienne; Charmantier, Anne; Champagne, Frances A.; et al. (2011): Beyond DNA: integrating inclusive inheritance into an extended theory of evolution. Nature Reviews Genetics. Vol. 12, July 2011: S. 475–486.

Deacon, Terrace (2016): On human (symbolic) nature: How the word became flesh. In: Etzelmüller, Gregor; Tewes, Christian (2016): Embodiment in evolution and culture. S. 129–149. Tübingen: Mohr Siebeck.

Derendorf, Hartmut; Gramatté, Thomas; Schäfer, Günter; et al. (2011): Pharmakokinetik kompakt – Grundlagen und Praxisrelevanz. Stuttgart: Wissenschaftliche Verlagsgesellschaft.

Fadiman, James (2011): The Psychedelic Explorer's Guide. Rochester: Park Street Press.

Fuentes, Agustin (2017): How humans and apes are different, and why it matters. Journal of Anthropological Research. Vol. 74, Issue 2: S. 151–167.

Gartz, Jochen (2013): Narrenschwämme: Psychoaktive Pilze rund um die Welt. Solothurn: Nachtschatten Verlag.

Graw, Jochen (2015): Genetik. Berlin Heidelberg: Springer Spektrum.

Griffiths Roland R., Richards W.A., McCann U., et al. (2006): Psilocybin can occasion mystical-type experiences having substantial and sustained personal meaning and spiritual significance. Psychopharmacology (Berl) 187: S. 268–283.

Griffiths, Roland R.; Johnson, Matthew W.; Carducci, Michael A.; et al. (2016): Psilocybin produces substantial and sustained decreases in depression and anxiety in patients with life-threatening cancer: A randomized double-blind trial. Journal of Psychopharmacology. Vol. 30(12): S. 1181–1197.

Guzmán, Gastón; Allen, John W.; Gartz, Jochen (1998): A worldwide geographical distribution of the neurotropic fungi, an analysis and discussion. Ann. Mus. Civ. Rovereto. Vol. 14: S. 189–280.

Guzmán, Gastón (2005): Species Diversity of the Genus Psilocybe (Basidiomycotina, Agaricales, Strophariaceae) in the World Mycobiota, with Special Attention to Hallucinogenic Properties. International Journal of Medicinal Mushrooms. Vol. 7 (2005): S. 305–331.

Hasler, Felix; Bourquin, D.; Brenneisen, Rudolf; et al. (1997): Determination of psilocin and 4-hydroxyindole-3-acetic acid in plasma by HPLC-ECD and pharmacokinetic profiles of oral and intravenous psilocybin in man. Pharmaceutica Acta Helvetiae. Vol. 72: S. 175–184.

Hasler, Felix; Grimberg, Ulrike; Benz, Marco A.; et al. (2004): Acute psychological and physiological effects of psilocybin in healthy humans: a double-blind, placebo-controlled dose–effect study. Psychopharmacology. Vol. 172, Issue 2: S. 145–156.

Heim, Christine; Shugart, Margaret; Craighead, W. Edward; et al. (2010): Neurobiological and Psychiatric Consequences of Child Abuse and Neglect. Developmental Psychobiology. Vol. 52(7): S. 671–690.

Huxley, Aldous (1977): The Doors of Perception and Heaven and Hell. London: Grafton.

Koshimizu, Koichi; Ohigashi, Hajime; Huffman, Michael A. (1994): Use of Vernonia amygdalina by Wild Chimpanzee: Possible Roles of Its Bitter and Related Constituents. Physiology & Behavior. Vol. 56, No. 6: S. 1209–1216.

Laland, Kevin N.; Brown, Gillian R. (2006): Niche Construction, Human Behavior, and the Adaptive-Lag Hypothesis. Evolutionary Anthropology. Vol. 15: S. 95–104.

Laland, Kevin N.; Uller, Tobias; Feldman, Marcus W. (2015): The extended evolutionary synthesis: its structure, assumptions and predictions. Proceedings of the Royal Society of London B: Biological Sciences. Vol. 282, No. 1813.

McKenna, Terence (1993): Food of the Gods. New York: Bantam Books.

Page, Jon E.; Balza, Felipe; Nishida, T. (1992): Biologically active diterpenes from Aspilia mossambicensis, a chimpanzee medicinal plant. Phytochemistry. Vol. 31, No. 10: S. 3437–3439.

Passie, Torsten; Seifert, Jürgen; Schneider, Udo, et al. (2002): The pharmacology of psilocybin. Addiction Biology. (2002) 7; S. 357–364.

Pigliucci, Massimo (Hrsg.); Müller, Gerd B. (Hrsg.) (2010): Evolution – The Extended Synthesis. MIT Press.

Pokorny, Thomas; Preller, Katrin H.; Kometer, Michael; et al. (2017): Effect of Psilocybin on Empathy and Moral Decision-Making. International Journal of Neuropsychopharmacology. Vol. 20, Issue 9: S. 747–757.

Ross, Stephen; Bossis, Anthony; Guss, Jeffrey (2016): Rapid and sustained symptom reduction following psilocybin treatment for anxiety and depression in patients with life-threatening cancer: a randomized controlled trial. Journal of Psychopharmacology. Vol. 30, Issue 12: S. 1165–118.

Studerus, Erich; Gamma, Alex; Vollenweider, Franz X. (2010): Psychometric evaluation of the altered states of consciousness rating scale (OAV): PLoS ONE. Vol. 5, Issue 8: e12412.

Studerus, Erich; Kometer, Michael; Hasler, Felix; et al. (2011): Acute, subacute and long-term subjective effects of psilocybin in healthy humans: a pooled analysis of experimental studies. Journal of Psychopharmacology. Vol. 25, Issue 11: S. 1434–1452.

Vollenweider, Franz X.; Preller, Katrin H. (2016): Neurobiologische Grundlagen der Wirkung von Psychedelika. In: Heyden, Maximilian von; Jungaberle, Henrik; Majić, Tomislav (Hrsg.) (2018): Handbuch Psychoaktive Substanzen. Berlin: Springer-Verlag. S. 423–436.

Wood, Bernard; Lonergan, Nicholas (2008): The hominin fossil record: taxa, grades and clades. Journal of Anatomy. Vol. 212, Issue 4: S. 354–376.

Wood, Bernard; Harrison, Terry (2011): The evolutionary context of the first hominins. Nature. Vol. 470: S. 347–352.

Wrangham, R. W. (1983): Aspilia spp. Leaves: A Puzzle in the Feeding Behavior of Wild Chimpanzees. Primates. Vol. 24, Issue 2: S. 276–282.

Yensen, Richard; Dryer, Donna (1994): Dreißig Jahre psychedelische Forschung: Das Spring Grove Experiment und seine Folgen. In: Welten des Bewusstseins. Band 4: Bedeutung für die Psychotherapie. Berlin: Verlag für Wissenschaft und Bildung.

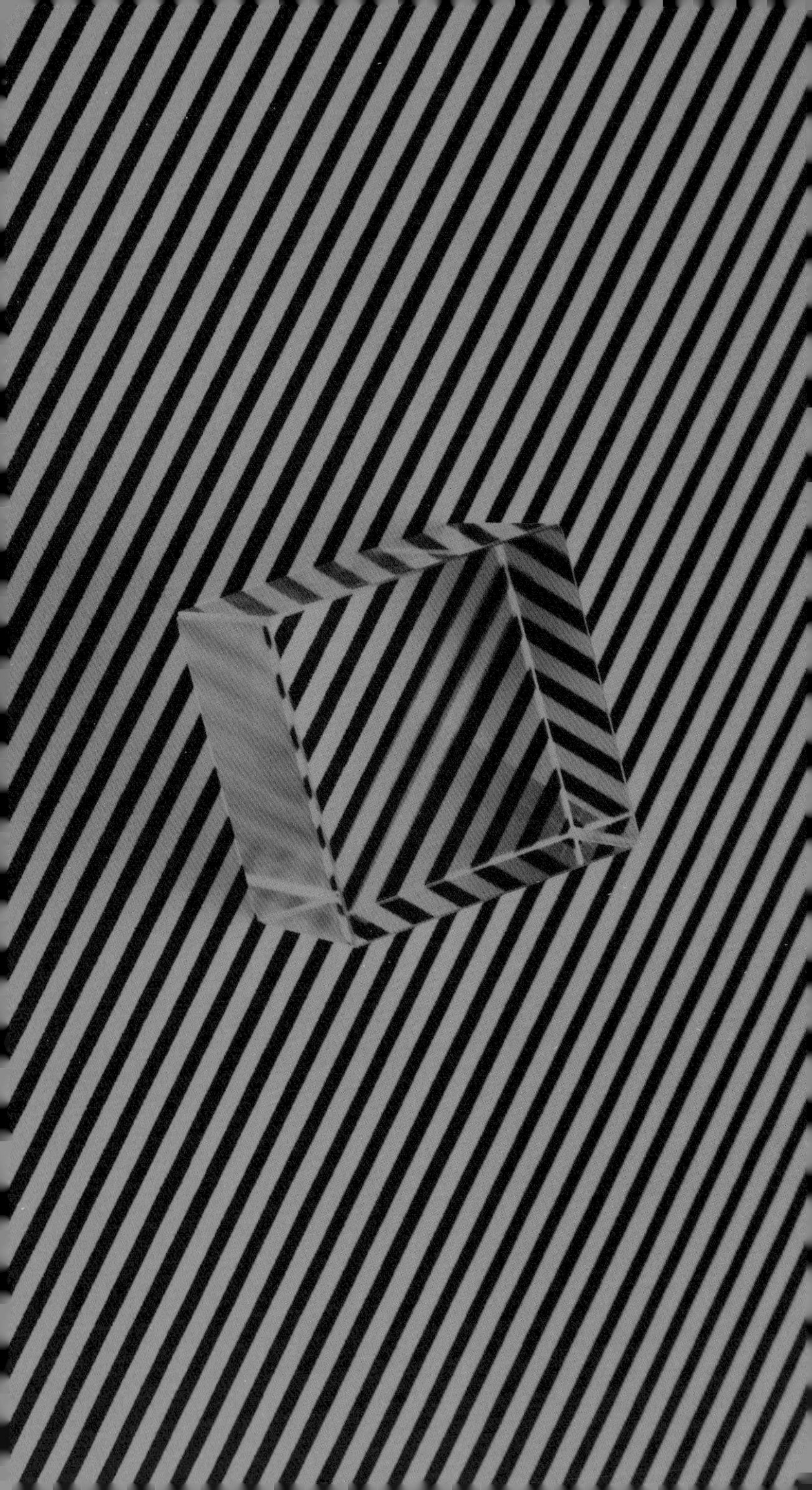

Substanz oder Placebo? Plausibilität von Mikrodosierungen im Licht der Wissenschaft

Linus Naumann

Anekdoten, Privatmeinungen und Einzelfälle bestimmen im Jahr 2018 den Diskurs zum Thema Mikrodosierungen von Psychedelika. Sind die von einigen Menschen beschriebenen Effekte derart geringer Dosierungen von LSD und anderen Substanzen auf ihre Konzentrationsfähigkeit, Kreativität und Wachheit pharmakologisch überhaupt plausibel? Wie weit spielt der Erwartungseffekt (Placeboeffekt) in diese Berichte mit hinein? Gibt es also tatsächlich einen materiellen Effekt der Substanzen oder ist es bloß der psychologische Effekt des Rituals der Einnahme? Selbstauskünfte von Einzelpersonen und Anekdoten sind wissenschaftlich nur schwierig interpretierbar und vergleichsweise unzuverlässig einzuordnen.

Aufgrund der Illegalität der meisten psychedelischen Substanzen und der deshalb fehlenden Produktstandards können sich Konsumenten niemals wirklich sicher über die eingenommene Dosierung sein. Hinzu kommen mögliche Anwendungsfehler, wie vergessene Einnahmen, unbekannte Wechselwirkungen mit anderen Medikamenten und Einflüsse biologischer Faktoren, wie Alter oder Geschlecht. Auch berichten erfahrungsgemäß Menschen mit positiven oder wenigstens bemerkenswerten Erfahrungen eher über ihre Erlebnisse, während über fehlende oder negative Effekte grundsätzlich zurückhaltender gesprochen wird. Alle diese Fehlerquellen lassen sich nur durch eine systematische und wissenschaftliche Untersuchung vermindern. Erst dann können allgemeinverbindliche, gut belegte Aussagen getroffen werden.

Dennoch erlaubt der gegenwärtige Stand der Wissenschaft bereits eine begründete Diskussion zum Thema. Dazu sollen hier die aktuellen Fakten zur Wirkweise der klassischen Psychedelika zusammengefasst und mit Hinblick auf die pharmakologische Plausibilität von Mikrodosierungen diskutiert werden. Weiterhin werden die zwei derzeit einzigen wissenschaftlichen Pilotstudien zum Thema vorgestellt. Zum Abschluss wird eine Bewertung der Frage »Substanz oder Placebo?« auf der Grundlage dieser Fakten getroffen.

Wirkungen von Psychedelika auf Nervenzellen

Psychedelische Substanzen kommunizieren mit den Nervenzellen des Gehirns, indem sie an deren außen anliegenden Rezeptoren binden. Die Substanzen dringen nicht selbst in die Zellen ein, sondern vermitteln nur bestimmte Informationen. Welche Information ein Stoff an die Zelle sendet, hängt sowohl von der Art des Rezeptors ab, an den der Stoff bindet, als auch davon, wie genau der Stoff dies tut. Obwohl psychedelische Substanzen chemisch sehr unterschiedlich aufgebaut sein können, haben sie alle gemeinsam, dass sie an den Serotonin-Rezeptor 5-HT_{2AR} binden. Dieser Rezeptor kommt vor allem in den Teilen des Gehirns vor, die mit Bewusstsein, abstraktem Denken und Lernprozessen in Verbindung stehen. Insbesondere das zentrale Filtersystem des Gehirns, das sogenannte »Default Mode Network«, weist eine sehr hohe Dichte an diesen Rezeptoren auf. Eine Aktivierung dieser Rezeptoren durch Psychedelika verleitet die Nerven des Filtersystems dazu, weniger aktiv zu sein. Im Umkehrschluss können dadurch die Nerven anderer Hirnareale aktiver und freizügiger miteinander kommunizieren. Innere und äußere Eindrücke werden weniger stark gefiltert und werden deshalb stärker und andersartig wahrgenommen.

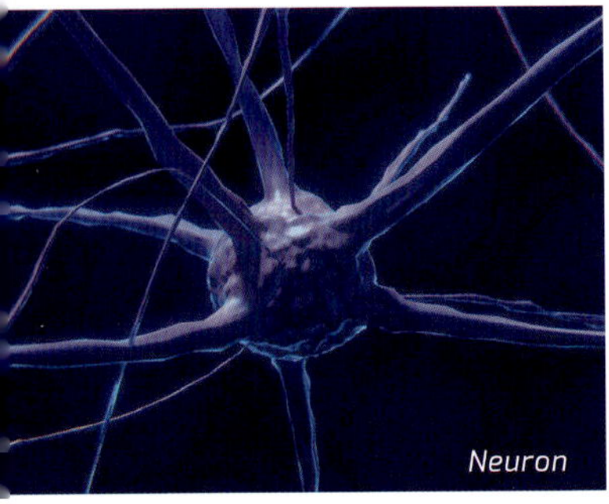
Neuron

Ein erst 2018 erforschter Effekt psychedelischer Substanzen auf Nervenzellen ergänzt jedoch eine neue und wichtige Facette zum bekannten Wirkspektrum. Die Forscher einer kalifornischen Arbeitsgruppe zeigten, dass alle von ihnen getesteten Psychedelika, darunter LSD, Psilocin und N,N-DMT, Nervenzellen dazu veranlassten, neue und funktionierende Verbindungen mit anderen Nervenzellen einzugehen (Ly 2018). Sie verzweigten sich mehr und bildeten neue Synapsen aus. Dieser Effekt wurde sowohl bei isoliert wachsenden Nervenzellen, als auch in den Gehirnen lebender Zebrafisch- und Fruchtfliegenlarven nachgewiesen. Insbesondere zeigte sich, dass auch bei sehr geringen Stoffmengen die Nervenzellen zum Ausbilden neuer Synapsen und Verbindungen angeregt wurden. Dabei zeigte sich LSD als potenteste der getesteten Substanzen, da es selbst bei extrem geringen Dosierungen noch eine Wirkung zeigte.

Die Forschergruppe war von ihrer Entdeckung so beeindruckt, dass sie für die Wirkstoffklasse der »Nervenverknüpfungen-anregenden Stoffe« ein neues Wort erfanden: Psychoplastogene. Psychedelika sind demnach, zusätzlich zu ihren bereits bekannten Effekten auf die Wahrnehmung, Psychoplastogene. Mikrodosierungen von psychedelischen Substanzen könnten die erste Anwendung dieser neu benannten Stoffklasse im Menschen darstellen. Die oft beschriebenen Effekte auf Kreativität und Lernfähigkeit könnten durch die Neubildung von Nervenverbindungen möglicherweise erklärt werden. Die Erforschung weiterer Anwendungen wurde für neurodegenerative Erkrankungen, wie etwa Alzheimer, vorgeschlagen. Die Neubildung von Synapsen durch Psychedelika könnte hierbei dem Verfall des Nervensystems entgegenwirken.

Wirkung von Psychedelika auf die Hirnaktivität

Sieht man sich die Aktivität großer Hirnareale einer Person auf LSD oder Psilocybin im Gehirnscan an, wird die systemweite Wirkung dieser Stoffe offensichtlich. Während das Filter- und Kontrollnetzwerk des Gehirns, das »Default Mode Network«, weniger Aktivität zeigt, nimmt sowohl die Aktivität, als auch die Vernetzung der übrigen Hirnareale zu. Durch diese stärkere und teilweise chaotischere Kommunikation entstehen die oft beschriebenen Effekte wie Synästhesien (Vermischung der Sinne) und neue Sichtweisen auf altbekannte Einstellungen oder Probleme. Das visuelle Zentrum des Gehirns beginnt, selbst bei geschlossenen Augen, hohe Aktivität zu zeigen. Es wird auf noch ungeklärte Art und Weise von »innen« aufgefüllt, was vermutlich zu den psychedelischen Visionen vor geschlossenen Augen führt.

Diesen hochaktiven und vernetzten Zustand des Gehirns bezeichnen Wissenschaftler seit einem Leitartikel aus 2014 (Carhart-Harris et al. 2014, Carhart-Harris 2018) als »hoch entropisch«, das heißt chaotisch oder schwer vorhersagbar. Gehirnzustände mit vermindertem Bewusstsein oder sogar Bewusstlosigkeit zeichnen sich durch eine niedrige Entropie aus. Das Alltagsbewusstsein liegt in der Mitte dieser Extreme. Die Forscher vermuten, dass das Gehirn natürlicherweise hochentropische Zustände nutzt, um Kreativität und Lernprozesse zu ermöglichen. Die starre Natur vieler Denkprozesse wird während solcher Zustände aufgebrochen, um in einem weiten Raum von Möglichkeiten frei nach Lösungen und Interpretationen zu suchen.

Eine wissenschaftliche Studie aus dem Jahr 2016 (Lebedev et al.) fand einen direkten Zusammenhang zwischen der Erhöhung der Entropie im psychedelischen Zustand und der Wahrscheinlichkeit einer nachfolgenden Veränderung der Persönlichkeit. Bei besonders starker Erhöhung der Entropie kam es zudem öfter zu »Ego-Auflösungen«, also dem Gefühl, eins mit der Natur oder dem Universum zu sein.

Während voll ausgeprägte psychedelische Zustände zwar die Kreativität eines Menschen steigern können und viele Konsumenten sie als wichtige Lernprozesse erleben, so ist dafür währenddessen die Funktionalität in Alltagssituationen eingeschränkt. Mikrodosierungen könnten die Entropie des Gehirns jedoch nur geringfügig erhöhen. Gerade genug, um eine Kreativitäts- und Lernsteigerung zu erzielen, ohne jedoch die Alltagsfunktionalität herabzusetzen. Obwohl noch keine Gehirnscans von psychedelisch mikrodosierten Gehirnen vorliegen, scheint diese Hypothese plausibel und ist mit den bisherigen wissenschaftlichen Erkenntnissen vereinbar.

Erste Pilotstudie zu Effekten wochenlanger Mikrodosierungen

Die erste größere Pilotstudie zum Thema der psychedelischen Mikrodosierungen wurde 2018 veröffentlicht (Polito et Stevenson, 2018). Von etwa einhundert, über das Internet rekrutierten, Teilnehmern schlossen insgesamt 63 (davon 14 Frauen und 49 Männer) die sechswöchige Studie komplett ab. In dieser Zeit sollten sie Mikrodosierungen von eigenen psychedelischen Substanzen einnehmen und täglich einen kurzen Fragebogen ausfüllen. Darin sollten sie unter anderem zu ihrer Kreativität, Aufmerksamkeit, Produktivität und Verbundenheit eine einfache Wertung abgeben. Außerdem wurden sowohl vor, als auch nach den sechs Studienwochen ausführliche Persönlichkeitstests durchgeführt. Zusätzlich beantworteten sie Fragen zu ihrem allgemeinen Wohlbefinden und mystischen und spirituellen Empfindungen. Jeweils etwa die Hälfte der Probanden mikrodosierte LSD (im Schnitt etwa 14 μg) und Zauberpilze (etwa 0,3 g). Seltener wurde der meskalinhaltige Kaktus San Pedro sowie verschiedenste andere Psychedelika wie DOB und 4-HO-MET genutzt.

Die Auswertung der täglichen Fragebögen ergab eine signifikante Erhöhung der Konzentrationsfähigkeit, Glücksgefühle, Verbundenheitsgefühle, Kreativität und Produktivität an den Tagen der Mikrodosierungen. Beinahe alle Effekte hielten jedoch nur über diesen jeweiligen Tag an und waren am Tag nach der Dosierung nicht mehr nachweisbar. Lediglich die angegebene Produktivität war im Schnitt bis zu zwei Tage lang signifikant erhöht. Die ausführlichen Persönlichkeitstests zeigten zudem einige Langzeiteffekte über den Verlauf der sechs Wochen auf. So wurde bei den Teilnehmern eine signifikante Verbesserung von Depressionen, Stress und Konzentrationsfähigkeit festgestellt. Es bildete sich keine signifikante Erhöhung von Kreativität oder allgemeinem Wohlbefinden in den Angaben der Studienteilnehmer ab. Zudem ergab sich eine leicht erhöhte Reizbarkeit, was eine Folge von allgemein erhöhter Emotionalität sein könnte. Obwohl die meisten Teilnehmer die Mikrodosierungen als nicht besonders bedeutungsvoll oder spirituell empfanden, gaben dennoch sechs Teilnehmer (ca. 10 %) an, die Erfahrung wäre unter den fünf bedeutungsvollsten und spirituellsten Erfahrungen ihres Lebens anzusiedeln.

Die Ergebnisse dieser Studie legen eine tatsächliche Wirksamkeit des Mikrodosierens nahe, wenigstens am Tag der Einnahme. Auf der einen Seite widersprechen die Ergebnisse den Anekdoten, die von tagelangen akuten Effekten berichten. Zumindest die empfundene Produktivität der Teilnehmer war allerdings tatsächlich bis zu zwei Tage nach den Mikrodosierungen erhöht. Zudem konnten über den Verlauf der gesamten Studie statistisch signifikante, zumeist positive, Veränderungen bei den Teilnehmern festgestellt werden. Da es sich hierbei nur um eine Pilotstudie handelt, müssen bei der Interpretation der Ergebnisse einige methodische Limitationen beachtet werden. So enthält diese Studie keine Placebokontrolle, in der die Probanden Präparate ohne jeglichen Wirkstoff einnehmen. Zudem waren die eingenommen Substanzmengen lediglich Schätzungen der Studienteilnehmer und können nicht unabhängig überprüft werden. Weiterhin hatten alle Teilnehmer bereits Erfahrungen mit psychedelischen Substanzen. Ob sich gleiche Dosierungen bei Menschen ohne psychedelische Vorerfahrungen auch gleichartig auswirken, kann deshalb nicht mit Sicherheit gesagt werden. Diese Studie kann also als Indiz für die Wirksamkeit von Psychedelika-Mikrodosierungen angesehen werden, jedoch noch nicht als wissenschaftlicher Beweis.

Pilotstudie zu den akuten Effekten von Psilocybin-Mikrodosierungen auf die Intelligenz

Eine zweite im Jahr 2018 veröffentlichte Pilotstudie (Prochazkova et al.) untersuchte die Effekte von Psilocybin-Mikrodosierungen auf die Intelligenzleistung am Tag der Einnahme. Sie wurde mit Hilfe der Psychedelic Society Netherlands auf einer Veranstaltung zum Thema Mikrodosierungen durchgeführt. Vor Ort wurden 38 Teilnehmer (23 Männer, 15 Frauen) für die Studie rekrutiert. Abhängig von ihrem Körpergewicht nahmen diese 0,2 bis 0,4 g psilocybinhaltige Trüffel der Spezies Psilocybe samuiensis ein. Um den Einfluss dieser Dosis auf die Intelligenz zu messen, mussten sowohl vor als auch 1,5 Stunden nach der Einnahme der Trüffel drei verschiedene Tests absolviert werden. Der erste Test sollte das konvergente Denken, also die Fähigkeit, zu einem Problem die einzige richtige Lösung zu finden, quantifizieren. Hierbei sollten die Teilnehmer aus einer Reihe von Bildern die thematisch zusammengehörigen heraussuchen. Im zweiten Test sollte das divergente Denken getestet werden. Darunter versteht man die Fähigkeit, viele unterschiedliche Lösungen für ein Problem zu finden. Hier sollten innerhalb von fünf Minuten möglichst viele Anwendungen für die Alltagsgegenstände »Tücher« oder »Stifte« gefunden werden. Bewertet wurde sowohl die Anzahl, als auch die Originalität der Vorschläge. Der dritte Test bestand aus einem klassischen Mustererkennungstest. Wieder innerhalb von fünf Minuten mussten die Teilnehmer möglichst viele Reihen von abstrakten Formen vervollständigen, indem sie die richtige fehlende Form aus einer Auswahl auswählten.

Die Tests zeigten, dass nach der Einnahme der Trüffel sowohl konvergentes als auch divergentes Denken leicht verbessert waren. Beim divergenten Denken war insbesondere die Originalität der Nutzungsvorschläge erhöht, was bedeutet, dass zwischen den Vorschlägen der Teilnehmer weniger Dopplungen vorkamen. Die klassische Mustererkennungs-Intelligenz wurde von der Einnahme der Trüffel nicht verändert.

Plausibilität von Mikrodosierungen nach aktuellem Stand der Wissenschaft

Solange der Goldstandard der wissenschaftlichen Methode, die doppelverblindete Placebostudie, für Mikrodosierungen von Psychedelika noch nicht durchgeführt wurde, sollten keine endgültigen Schlüsse zu deren Wirksamkeit gezogen werden. Auf der Ebene einzelner Nervenzellen konnte explizit die Wirksamkeit extrem geringer Dosierungen gezeigt werden, welche zu einer stärkeren Vernetzung jener Nerven mit den umliegenden Zellen führte. Kombiniert man diese biologischen Grundlagen mit den positiven Ergebnissen der ersten Pilotstudien zum Thema und den sehr zahlreichen Anekdoten in Internet und Presse, ist die Wirksamkeit der Mikrodosierungen als wahrscheinlich einzustufen.

Wichtige Fragen zur tatsächlichen Art der Wirkung, sowie zu Nebenwirkungen eines Langzeitgebrauchs, sind zum gegenwärtigen Zeitpunkt unbeantwortet und variieren wahrscheinlich zwischen Individuen. Es bleibt in der Verantwortung des Einzelnen, mit Sicht auf die unbekannten Risiken, die Frage nach Substanz oder Placebo für sich selbst zu beantworten.

Literatur

Carhart-Harris (2014), »The entropic brain: a theory of conscious states informed by neuroimaging research with psychedelic drugs«, Frontiers in Human Neuroscience

Carhart-Harris (2018), »The entropic brain – revisitied«, Neuropharmacology

Ly et al. (2018), »Psychedelics Promote Structural and Functional Neural Plasticity«, Cell Reports

Polito & Stevenson (2018), »A systematic review of microdosing psychedelics«, PsyArXiv

Prochazkova et al. (2018), »Exploring the effect of microdosing psychedelics on creativity in an open-label natural setting«, BioRXiv

ANHANG

Microdosing auf einen Blick

Effekte, Vorzüge und Ziele des Microdosings mit Psychedelika

Hier die Effekte, die sich aus Psychedelika-Mikrodosierungen ergeben können, wie von Anwendern berichtet:

ALLTAGSOPTIMIERUNG

Verbessertes Wohlbefinden und Laune

- Verminderung depressiver Verstimmungen bzw. durch Medikamente herbeigeführter Stimmungsschwankungen

Schnell und lange wach: LSD statt Kaffee

- anhaltende stimulative Qualitäten, am Abend keine gute Idee

Tuning für Gedächtnis und Konzentration

- Leistungsgesellschaft: Ersatz für Methylphenidat, Amphetamine, Kokain, Koffein etc.
- im Gegensatz zu Methylphenidat und Amphetaminen belastet Microdosing den Körper nicht

Verbesserte Reaktionsfähigkeit

- schärft die Sinne auf nicht-psychedelische Weise, Alltagstauglichkeit bleibt gewahrt und wird verbessert

Acid-Microdosing im Sport

- fitter, ausgeglichener, motivierter und mutiger, man traut sich mehr zu
- darf deshalb mit Fug und Recht als Doping bezeichnet werden

Liebesspiel

- Dauer des sexuellen Akts kann verlängert werden
- körperliche Empfindsamkeit und Einfühlungsvermögen können gesteigert werden
- sich besser fallen lassen und öffnen, aber auch bessere Körperbeherrschung

Kontemplative Effekte, vertiefte Meditation

- hilft, Gedankenstrom zu bändigen, sich zu öffnen, zu fokussieren und im gegenwärtigen Moment zu sein

Kreatives Boosting: schöngeistige Sensibilität fördern

- hebt eventuell das ästhetische Empfinden auf eine höhere Stufe
- kann die Fingerfertigkeit verbessern

Merkzettel Microdosing-Praxis

- Faustformel für mikrodosierte Psychedelika: jeweils 5 bis 20 Prozent der psychoaktiv wirksamen Menge (individuell zu ermessen)
- Frequenz: alle drei bis vier Tage LSD beziehungsweise alle zwei bis drei Tage Pilze – oder täglich
  → Toleranz bei Microdosing gegebenenfalls im Einzelfall nicht ausgeprägt
- Individualität ist gegeben
- Werte können variieren, viele User entwickeln eigene Konsummuster und dosieren nach Bedarf
- LSD genau dosieren: Auflösen in destilliertem Wasser (»volumetrische Dosierung«)
- Es ist ratsam, ein Microdosing-Tagebuch zu führen
- Merke: Auch Microdosing ist verboten!

MEDIZINISCHE ANWENDUNGEN

Kopf- und Menstruationsschmerzen und andere, auch chronische Schmerzen

- wirksamer und verträglicher als die zum Beispiel bei Migräne standardmäßig verordneten Triptane
- zuweilen auch bei anderen Schmerzen hilfreich

Anxiolytische (angstlösende) Wirkung

AD(H)S, Tourette & Co. mit Psychedelika-Microdosing behandeln

- Ersatz für ADHS-Medikamente
- auch in Verbindung mit Cannabis wirksam
- auch Tourette-Symptome können reduziert werden

Depressionen überwinden oder vermindern

- kurzfristig akut wie auch in manchem Fall langanhaltend und nachhaltig

Stottern und Sprechprobleme verbessern

- Microdosing scheint manche Anwender zu entspannen und deren Stottern zu lindern

Literatur

Amaze, Mr. Haze (2018), Therapieren ohne Vollrausch, Highway 3: 36-40.

Austin, Paul (2018), Microdosing Psychedelics: A Practical Guide to Upgrade Your Life, Independently published

Berger, Markus (2003), Halluzinogene Tryptamine in der subkulturellen Migräne- und Clusterkopfschmerz-Therapie, Entheogene Blätter 10: 487-489.

Berger, Markus (2017a), DMT – Forschung, Anwendung, Kultur, Aarau: AT Verlag

Berger, Markus (2017b), Psychoaktive Drogen – Substanzkunde für mündige Menschen, Solothurn: Nachtschatten Verlag

Bilkei-Gorzo, Andras, Onder Albayram, Astrid Draffehn, Kerstin Michel, Anastasia Piyanova, Hannah Oppenheimer, Mona Dvir-Ginzberg, Ildiko Rácz, Thomas Ulas, Sophie Imbeault, Itai Bab, Joachim L Schultze und Andreas Zimmer (2017), A chronic low dose of Δ9-tetrahydrocannabinol (THC) restores cognitive function in old mice, Nature Medicine 23: 782-787.

Bliss, E.L., Clark, L.D., West, C.D. (1959), Studies of sleep deprivation – relationship to schizophrenia, AMA Arch Neur Psychiat 81: 348-359.

Buchmann, Werner (1983), Hahnemanns Reine Arzneimittellehre, Heidelberg: Haug Verlag

Cameron, Lindsay P., Charlie J. Benson, Brian C. DeFelice, Oliver Fiehn und David E. Olson (2019), Chronic, Intermittent Microdoses of the Psychedelic N,N-Dimethyltryptamine (DMT) Produce Positive Effects on Mood and Anxiety in Rodents, ACS Chem. Neurosci., DOI: 10.1021/acschemneuro.8b00692

Chataway, R.G., V.J. Doogan und W.M. Strong (2009), Fertilizer Microdosing: Boosting Production in unproductive lands, Documentation, International Crops Research Institute for Semi-Arid Tropics, Patancheru, Andhra Pradesh India

Copley, B. (1962), Hallucinogenic drugs and their use in extra-sensory perception, Joshua Tree, CA: Hypnosophic Institute

De Maar, E.W.J., Williams, H.L., Miller, A.I., Pfeiffer, C.C. (1960), Effects in man of single and combined oral doses of reserpine, iproniazid, and d-lysergic acid diethylamide, Clin Pharmacol Therap 1: 23-30.

Eudaimon (2017), Iboga – Mystisches Entheogen und traditionelle Pflanzenmedizin aus Afrika, Solothurn: Nachtschatten Verlag

Fadiman, James (2011), The Psychedelic Explorer's Guide: Safe, Therapeutic, and Sacred Journeys, Rochester, Vermont: Park Street Press

Fanciullacci, M., Franchi, G., Sicuteri, F. (1974), Hyperreactivity to lysergic acid diethylamide (LSD-25) and psilocybin in essential headache, Experientia 30: 1441-1443.

Frederking, W. (1953/54), Über die Verwendung von Rauschdrogen in der Psychotherapie, Psyche 7: 342-364.

Gartz, Jochen (2002), Medizinische Anwendung von Psilocybin jenseits der halluzinogenen Wirkung, Der Tintling 4: 62-64.

Gartz, Jochen (2003), Frühere medizinische Verwendung von LSD – Zusammenfassung, Bewertung und Ausblick, Entheogene Blätter 4: 188-195.

Greiner, T., Burch, N. R. und Edelberg, R. (1958), Psychopathology and psychophysiology of minimal LSD-25 dosage: A preliminary dosage-response spectrum, A. M. A. Archives of Neurology and Psychiatry 79(2): 208-210.

Grinspoon, L. und Bakalar, J.B. (1981), Psychedelic Drugs Reconsidered, New York: Basic Book

Hayashi, K., Abdoulaye, T., Gerard, B. und Bationo, A. (2008), Evaluation of application timing in fertilizer micro-dosing technology on millet production in Niger, West Africa, Nutrient Cycling in Agroecosystems 80(3): 257-265.

Haze, Virginia und K. Mandrake (2016), The Psilocybin Mushroom Bible, Toronto: Green Candy Press

Hintzen, A., Passie, T. (2010), The pharmacology of LSD, Oxford, New York: Oxford University Press

Hofmann, Albert (1993), LSD – Mein Sorgenkind, München: dtv

Isbell, H., Wolbach, A.B., Wikler, A., Miner, E.J. (1961), Cross tolerance between LSD and psilocybin, Psychopharmacologia 2: 147–159.

Jay, Mike (2018), The world's first-ever acid trip actually kinda sucked, Vice online 5. Dez., www.vice.com/en_us/article/8xpmzb/the-worlds-first-ever-acid-trip-actually-kinda-sucked

Johnson, Cody (2018), Magic Medicine, Beverly: Quarto Publishing

Koebler, Jason (2015), A Brief History of Microdosing, Vice online 24. Nov., motherboard.vice.com/en_us/article/gv5p5y/a-brief-history-of-microdosing

Koebler, Jason (2016), Die LSD-Fans, die ihren Alltag im Microdosing-Rausch verbringen, Vice online 18. Apr., motherboard.vice.com/de/article/ezbgw7/die-lsd-fans-die-ihren-alltag-im-microdosing-rausch-verbringen

Kreppel, G. (1964), Die psychischen Phänomene im Schwellenbereich des Meskalin, Bonn: Friedrich-Wilhelms-Universität Dissertation

Leuner, Hanscarl (1962), Die experimentelle Psychose, Berlin, Göttingen Heidelberg: Springer, Reprint 1997 VWB Berlin

Leuner, Hanscarl (1981), Halluzinogene – Psychische Grenzzustände in Forschung und Psychotherapie, Bern, Stuttgart, Wien: Huber

Liddel, D.W. und Weil-Malherbe, H. (1953), The effects of methedrine and of lysergic acid diethylamide on mental processes and on the blood adrenaline level, Journal of Neurology Neurosurgery & Psychiatry 16(1): 7-13.

Malone, Noreen (2016), Hacking Your Brain, Marie Claire 12: 207-209.

Marshall, C. (1937), An inquiry into the causes of mescal visions, Journal of Neurology and Psychopathology 17: 289-304.

McGlothlin, W.H., Cohen, S., McGlothlin, M.S. (1967), Long lasting effects of LSD on normals, Archives of General Psychiatry 17: 521–532.

Metzner, Ralph (2017), Handbuch für nachhaltige Erfahrungen mit Entheogenen, Solothurn: Nachtschatten Verlag

Morton, Bruce Eldine (2017), Neurorealism: Paradigm-Shift Revelations from LSD Microdosing, Megallith Books

Oroc, James (2018), The New Psychedelic Revolution, Rochester, Vermont: Park Street Press

Osmond, Humphry und Abram Hoffer (1967), The Hallucinogens, Cambridge, Massachusetts: Academic Press

Pasdzierny, Anna (2017), Zeit zu leben, In.Fused 3: 42-49.

Passie, Torsten (1997), Psycholytic and Psychedelic Therapy Research 1931-1995. A Complete International Bibliography, Hannover: Laurentius Publishers

Passie, Torsten (2019), The Science of Microdosing Psychedelics, PsyPress UK

Pender, John, Tahirou Abdoulaye, Jupiter Ndjeunga, Bruno Gerard und Edward Kato (2008), Impacts Of Inventory Credit, Input Supply Shops, and Fertilizer Microdosing in the Drylands of Niger, Washington DC.: International Food Policy Research Institute

Prochazkova, Luisa, Dominique P. Lippelt, Lorenza S. Colzato, Martin Kuchar, Zsuzsika Sjoerds und Bernhard Hommel (2018), Exploring the effect of microdosing psychedelics on creativity in an open-label natural setting, Psychopharmacology 235(12): 3401–3413.

Polito, Vince und Richard J. Stevenson (2018), A Systematic Study Of Microdosing, Preprint, DOI: 10.31234/osf.io/cw9qs

Pollan, Michael (2018), How to Change Your Mind – The New Science of Psychedelics, Penguin Random House/Allen Lane

Rätsch, Christian (2016), Hanf als Heilmittel, Solothurn: Nachtschatten Verlag (Neuausgabe)

Rohde, Hartwin (2002), Migräne und Cluster-Kopfschmerz, Entheogene Blätter 2: 4-8.

Row, Mike (2018), Microdosing – Psychedelika niedrig dosiert im Alltag verwenden, Lucy's Rausch 7: 90-94.

Schrader, Hannes (2016), LSD statt Kaffee, Zeit online 22. Dez., www.zeit.de/campus/2016-12/drogen-lsd-trend-gefahren-microdosing

Sewell, R. Andrew, John H. Halpern und Harrison G. Pope, Jr (2006), Response of cluster headache to psilocybin and LSD, Neurology 66: 1920-1922.

Stolaroff, Myron (1997), The Trained User: Deepening Meditation Practice and Forestalling Aging, Vortrag auf der Mind States-Konferenz, 22. November, www.mindstates.org (ganzer Vortrag auf www.youtube.com/watch?v=7dQyWWshWsk)

Stoll, W.A. (1947), Lysergsäure-diäthylamid, ein Phantastikum aus der Mutterkorngruppe, Schweizerisches Archiv für Neurologie 60: 279-291.

Strassman, Rick (2004), Das Molekül des Bewusstseins: Zur Biologie von Nahtod-Erfahrungen und mystischen Erlebnissen, Aarau: AT Verlag

Vorreyer, Thomas (2017), So wirkt sich Microdosing auf deine Gesundheit aus, Vice online 6. Nov., www.vice.com/de/article/a37nwp/so-wirkt-sich-microdosing-auf-deine-gesundheit-aus

Waldman, Ayelet (2017), A Really Good Day: How Microdosing Made a Mega Difference in My Mood, My Marriage, and My Life, Corsair; deutsche Ausgabe (2018): Ein richtig guter Tag. Wie Mikrodosing meine Stimmung, meine Ehe und mein Leben rettete, München: Random House btb

Winkelman, Michael J. und Thomas B. Roberts (2007), Psychedelic Medicine – New Evidence for Hallucinogenic Substances as Treatments, 2 Bände, Westport: Praeger

Yanakieva, Steliana, Naya Polychroni, Neiloufar Family, Luke T. J. Williams, David P. Luke und Devin B. Terhune (2018), The effects of microdose LSD on time perception: a randomised, double-blind, placebo-controlled trial, https://doi.org/10.1007/s00213-018-5119-x

Internet

James Fadimans Microdosing-Website: sites.google.com/view/microdosingpsychedelics/home

LSD-Microdosing-Studie der Beckley Foundation: beckleyfoundation.org/microdosing-lsd

Self-blinding Microdose Study von Beckley Foundation und Imperial College London: selfblinding-microdose.org

Interview des *Psychedelic Frontier* mit James Fadiman: psychedelicfrontier.com/james-fadiman-microdosing/

Website des Microdosing-Coaches Paul Austin: paulaustin.co

DOSINGmicro –The home of microdosing guides, experiences, news, information articles, equipment and more: dosingmicro.xyz

Erowid-Ressourcen

Fragebogen zur Studie «Treating Cluster Headaches & Migraines with Psychedelics Survey"

erowid.org/plants/mushrooms/mushrooms_survey_headaches.shtml

Erowid Experience Vaults: „Mushrooms & Cluster Headaches Comments"

erowid.org/experiences/exp.php?ID=4218

Cluster Headaches.com: „Indole Ring, and why psilocin stops cluster cycles"

clusterheadaches.com/wwwboard/messages/62885.html

MD HOW TO Info:

de.scribd.com/document/291157181/290897905-MD-HOW-TO-info

Empfehlenswerte Videos zum Microdosing

Sophia Korb: »Microdosing Psychedelics: What's all the fuss about?«, Beyond-Psychedelics-Konferenz London, Juni 2018 slideslive.com/38909029/microdosing-psychedelics-whats-all-the-fuss-about

Sophia Korb: »Microdosing Psychedelics«, Mapping The Mind 2018 youtube.com/watch?v=zyncvFFsCZQ

Paul Austin: »Microdosing Psychedelics for Leadership & Creativity«,, Tech Open Air 2017

youtube.com/watch?v=7nLoKmTNmw0

Paul Austin: »Psychedelics for Leadership Development«, TNW Conference 2017

youtube.com/watch?v=bIEkqH70C-M

Absinthe Microdose

Was sich so bedeutungsschwanger anhört, hat mit psychoaktiven Substanzen, wenn überhaupt, nur im Verborgenen zu tun. Beim Videoformat «Microdose» handelt es sich um eine Internetserie für Snowboarder von der amerikanisch-europäischen Filmproduktion Absinthe Films.

Danksagung

Wie immer gilt mein Dank meiner Frau und Weggefährtin Jutta sowie meinem Freund und Kollegen Roger Liggenstorfer. Für Layout und Grafik danke ich Nina Seiler (Satz) und Sven Sannwald (Cover-Artwork) ganz herzlich. Für die Endkorrektur ein großes Dankeschön an Albert Rutz.

Ein herzlicher Dank meinen Freunden und Kollegen, die eigene Beiträge zu diesem Büchlein beigetragen haben: Torsten Passie, Jochen Gartz, Linus Naumann und Frank Sembowski.

Des Weiteren danke ich Albert Hofmann (in memoriam), Alexander (Sasha) Shulgin (in memoriam), Ann Shulgin, Christian Rätsch, Claudia Müller-Ebeling, Hans Cousto, Peter Gasser, Ralph Metzner (in memoriam), Stanislav und Brigitte Grof, Rick Strassman, Wolfgang und Katja Bauer, Wolf-Dieter Storl, Lucius Werthmüller, Franz X. Vollenweider, James Fadiman, James Oroc, Jonathan Ott und Alexander Ochse für Inspirationen, Rat und Beistand.

Über den Autor

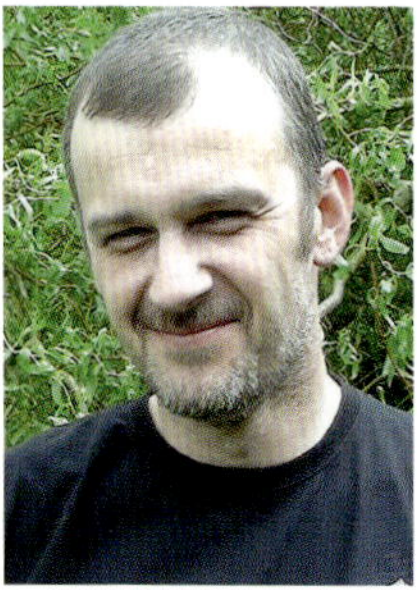

Markus Berger, Jahrgang 1974, ist Ethnobotaniker, Drogenforscher, Buchautor, Übersetzer, Lektor, Referent und Veranstalter innerhalb der psychonautischen Bewegung. Berger hat zahlreiche Bücher und Fachartikel zur Drogenforschung und Ethnobotanik in aller Welt veröffentlicht sowie eine Reihe von drogenkundlichen Werken ins Deutsche übertragen. Er ist Chefredakteur des Magazins für psychoaktive Kultur *Lucy's Rausch,* Co-Verleger des Nachtschatten Verlags, Veranstalter von Kongressen und Veranstaltungen zur psychoaktiven Kultur sowie Macher von psychonautischen Online-TV-Formaten auf Youtube, z.B. der Drug Education Agency (DEA) und der Nachtschatten Television.

Weitere Publikationen des Autors im Nachtschatten Verlag

Psychoaktive Drogen – Substanzkunde für mündige Menschen
Kaffee – Ein psychoaktives Genussmittel
DMT (Lizenzausgabe des AT Verlags)
Changa – Die rauchbare Evolution des Ayahuasca
Cannabidiol CBD (mit Franjo Grotenhermen und Kathrin Gebhardt)
Alles über psychoaktive Kakteen
Stechapfel und Engelstrompete – ein halluzinogenes Schwesterpaar
Handbuch für den Drogennotfall
Die Tollkirsche (mit Oliver Hotz)
Kleines Lexikon der Nachtschattengewächse
Psychedelische Tomaten
(mit Roger Liggenstorfer und Christian Rätsch)
30 Jahre Nachtschatten Verlag – Doppel-DVD-Album
(mit Roger Liggenstorfer)

Die beitragenden Autoren

Jochen Gartz

Geboren 1953 in Mansfeld, Harzvorland. Chemiestudium an der Technischen Hochschule, Merseburg. Arzneimittelforschung in Leipzig. 1984-1991 Akademie der Wissenschaften, Mykologie, Chemie und Kultur von Pilzen, vor allem Psilocybinbildner. Autor zahlreicher Bücher und Fachartikel zur Drogenforschung.

www.jochengartz.de

Linus Naumann

Geboren 1989, ist Doktorand der Molekularbiologie (Stand Herbst 2018), Psychedelikaforscher und Autor der Reihe »Psychedelic Science News« im Magazin *Lucy's Rausch.* Sein besonderes Interesse gilt der aktuellen Psychedelika-Forschung und ihrem Potenzial, das öffentliche Bild von MDMA, Psilocybin, LSD und anderen Substanzen zu revolutionieren.

www.hipf-marburg.de

Torsten Passie

Studierte Philosophie, Soziologie (M.A.) und Medizin. Promotion über existenzialistische Psychiatrie. Ausbildung in der Praxis von Hanscarl Leuner (Göttingen) und der Psychiatrischen Universitätsklinik Zürich. Von 1998–2010 Wissenschaftler, Psychiater und Psychotherapeut an der Medizinischen Hochschule Hannover. Klinische Forschung zu Sucht, veränderten Bewusstseinszuständen, Halluzinogenen und psycholytischer Therapie. Von 2012–2015 Gastprofessor an der Harvard-Universität (Boston, USA).

www.bewusstseinszustaende.de

Frank Sembowski

Studierte Biologie mit den Schwerpunkten Pflanzenphysiologie, Genetik und Zellbiologie. Er setzt sich für den Humanismus ein und betreut die wissenschaftliche Redaktion der Arbeitsgruppe Substanz, die eine selbstbestimmte, humane und auf objektiven Kriterien beruhende Drogenpolitik zum Ziel hat. 2017 erschien im Nachtschatten Verlag sein Buch *Liberalisierung psychoaktiver Substanzen,* in dem er sich kritisch mit der Prohibition auseinandersetzt und die Argumente zusammenfasst, die für die Liberalisierung sprechen.

www.substanz.info

Bildquellen

36 Fotolia • 45 Jonathan Ott • 49: Pixabay • 52: Alan Rockefeller • 53: Erik Fenderson • 56: U.S. Fish and Wildlife Service • 62: Pxhere 73: Shutterstock • 52: Alan Rockefeller • 53 Erik Fenderson • 55: Frankee 67 / Wikimedia • 56: U.S. Fish and Wildlife Service • 62: Pxhere • 70: DMTrott • 71: Manuel Gebauer • 73: Shutterstock • 109: Pixabay • 114: Nicolas Guérin • 115: Smithsonian Museum of Natural History, Washington, D.C.; Foto: Tim Evanson • 124: Maxpixel • Alle übrigen Bilder: Archiv Markus Berger, Archiv der beitragenden Autoren, Archiv Nachtschatten Verlag oder Public Domain.

Weitere NACHTSCHATTEN SMART Plus Titel

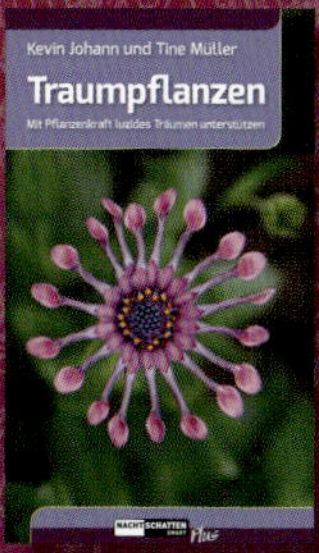

Kevin Johann und Tine Müller
Traumpflanzen
Mit Pflanzenkraft luzides Träumen unterstützen
ISBN 978-3-03788-569-7
96 Seiten, Format 12 x 20,3 cm, 4-farbig, Broschur

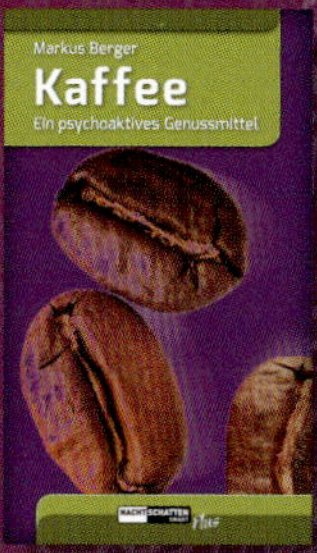

Markus Berger
Kaffee
Ein psychoaktives Genussmittel
ISBN 978-3-03788-535-2
144 Seiten, Format 12 x 20,3 cm, 4-farbig, Broschur

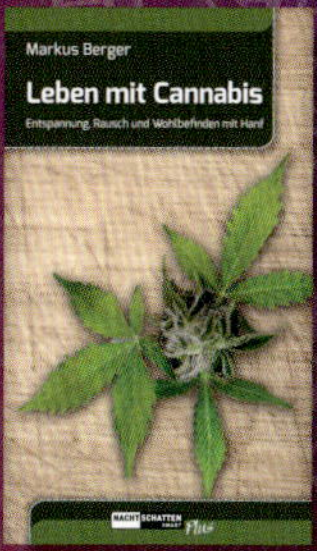

Markus Berger
Leben mit Cannabis
Entspannung, Rausch und Wohlbefinden mit Hanf
ISBN 978-3-03788-583-3
ca. 150 Seiten, Format 12 x 20,3 cm, 4-farbig, Broschur

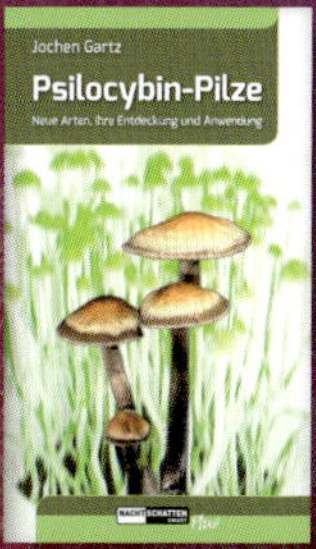

Jochen Gartz
Psilocybin-Pilze
Neue Arten, ihre Entdeckung und Anwendung
ISBN 978-3-03788-568-0
80 Seiten, Format 12 x 20,3 cm,mit Farbteil, Broschur

NACHTSCHATTEN VERLAG
Kronengasse 11
CH-4500 Solothurn
www.nachtschatten.ch
info@nachtschatten.ch